Analytische Kinder- und Jugendlichen-Psychotherapie

Zeitschrift für Theorie und Praxis der
Kinder- und Jugendlichen-Psychoanalyse

Journal for Theory and Practice of
Child and Adolescent Psychoanalysis

Heft 112, XXXII. Jg., 4/2001

Redaktion:
Uta Einnolf, Hannover; Wolfram Gekeler, Reutlingen;
Gabriele Häußler, Heilbronn; Beate Kunze (verantw.), Hofheim;
Jochen Raue, Hofheim; Susanne Schmid-Boß, Wetzlar

Herausgegeben von:
Klaus Aichele, Stuttgart; Annelies Arp-Trojan, Hamburg;
Uta Einnolf, Hannover; Wolfram Gekeler, Reutlingen;
Gabriele Häußler, Heilbronn; Renate Höhfeld, Berlin;
Hans Hopf, Baiersbronn; Harry Knöll, Albbruck/Schachen;
Beate Kunze, Hofheim; Franziska Lorenz-Franzen, Frankfurt a. M.;
Wolfgang Oelsner; Köln; Sibylle Paulsen, Berlin;
Ingrid Pilz, Burgstetten; Jochen Raue, Hofheim;
Susanne Rupp, München; Susanne Schmid-Boß, Wetzlar;
Angelika Staehle, Darmstadt; Ernst Thieme, Freudenstadt;
Margarete Weiler, Hamburg; Christiane Wiesler, Freiburg i.Br.;
Angelika Wolff, Frankfurt a. M.

Wissenschaftlicher Beirat:
Willi Baumann, Frankfurt a. M.; Thea Bauriedl, München;
Karin Bell, Köln; Gustav Bovensiepen, Köln;
Alex Holder, Hamburg; Ulrike Jongbloed-Schurig, Frankfurt a. M.;
Hansi Kennedy, London; Rolf Klüwer, Frankfurt a. M.;
Moses Laufer, London; Ross A. Lazar, München;
Christiane Lutz, Stuttgart; Veronica Mächtlinger, Berlin;
Annegret Overbeck, Frankfurt a. M.; Henri Parens, Philadelphia;
Theodor Seifert, Wimsheim

Brandes & Apsel Verl

Auf Wunsch informieren wir regelmäßig über das Verlagsprogramm sowie die
Beiträge in dieser Zeitschrift. Eine Postkarte an den Brandes & Apsel Verlag,
Scheidswaldstr. 33, D–60385 Frankfurt a. M. bzw. ein e-mail an
brandes-apsel@t-online.de genügt. Internet: www.brandes-apsel-verlag.de

Analytische Kinder- und Jugendlichen-Psychotherapie (AKJP)

*Zeitschrift für Theorie und Praxis
der Kinder- und Jugendlichen-Psychoanalyse*

*Journal for Theory and Practice
of Child and Adolescent Psychoanalysis*

Heft 112, XXXII. Jg., 4/2001 (Erscheinungsweise: vierteljährlich)
ISSN 0945-6740 / ISBN 3-86099-612-6 (Heft 112)
Die Deutsche Bibliothek – CIP-Einheitsaufnahme:
Ein Titeldatensatz für diese Publikation ist bei *Der Deutschen Bibliothek* erhältlich.

Preis des Einzelheftes: DM 24,- / öS 175,- / sFr 24,-
Preis des Jahresabonnements: DM 92,- / öS 672,- / sFr 86,-
Teilen Sie Adreßänderungen bitte umgehend dem Verlag mit!
Brandes & Apsel Verlag, Scheidswaldstr. 33, D-60385 Frankfurt a.M.
Fax 069/95730187, e-mail: brandes-apsel@t-online.de

Redaktionsadresse: Beate Kunze/Jochen Raue
Kirschgartenstr. 1, D-65719 Hofheim

1. Auflage 2001
© 2001 by Brandes & Apsel Verlag GmbH
Jede Verwertung bedarf der vorherigen schriftlichen Zustimmung der Redaktion
und des Verlages. Das gilt insbesondere für Nachdrucke, Bearbeitungen, Übersetzungen, Mikroverfilmungen und die Einspeicherung und Verarbeitung in allen
Arten von elektronischen und optischen Systemen sowie bei der öffentlichen
Wiedergabe durch Hörfunk-, Fernsehsendungen und Multimedia, insbesondere
auch bei der Bereithaltung in einer Online-Datenbank und im Internet zur Nutzung
durch Dritte.
Namentlich gekennzeichnete Beiträge geben nicht in jedem Fall die Meinung der
Redaktion und des Verlages wieder.
DTP: Daniela Lange
Druck: Druckhaus Beltz, Hemsbach, Germany
Gedruckt auf säurefreiem, alterungsbeständigem und
chlorfrei gebleichtem Papier

ISSN 0945-6740
ISBN 3-86099-612-6 (Heft 112)

Heft 112
Das Aufmerksamkeitsdefizit-Hyperaktivitäts-Syndrom

Inhalt

Vorwort 469

Gerald Hüther
Kritische Anmerkungen zu den bei ADHD-Kindern beobachteten neurobiologischen
Veränderungen und den vermuteten Wirkungen von
Psychostimulanzien (Ritalin®) 471

Gabriele Häußler/Hans Hopf
Frühe Faktoren in der Ätiologie von Ruhelosigkeit, Hyperkinese
und Unaufmerksamkeit 487

Lydia Tischler
Was ist ADS/ADHS?
Theorien über Ursachen und Behandlungsmethoden 509

Maria E. Pozzi
Ritalin für wen?
Wie können wir das Bedürfnis nach Ritalin in der
psychodynamischen Beratung von Familien
mit Kindern unter fünf Jahren verstehen? 519

Christa Schaff
Das hyperkinetische Kind im Spannungsfeld
des Geist-Körper-Dialogs
Oder: Jakob, wo bist du? 543

Forum
Maria Teresa Diez Grieser
Psychodynamische und neuropsychologische Überlegungen
zur Erfassung und Behandlung von Kindern
mit kognitiven Ausfällen
Zwei Fallbeispiele   561

Forum
Astrid Kerl-Wienecke
Nelly Wolffheim –
eine Pionierin der psychoanalytischen Pädagogik   574

Tagungsbericht
Eva Hédervári-Heller
7. Konferenz der VAKJP-Arbeitsgemeinschaft
für Wissenschaftlichen Austausch in Frankfurt am Main
»Neues vom Zappelphilipp«? –
Neurobiologie, Psychodynamik und Psychotherapie
des Hyperkinetischen Syndroms   592

Buchbesprechungen   599

Die Autorinnen und Autoren des Heftes   605

Ankündigungen   607

Vorwort

MCD, hyperkinetisches Syndrom, ADS, ADHS – im Englischen ADD oder ADHD – sind im Laufe der vergangenen Jahre psychiatrische Bezeichnungen eines Krankheitsbildes geworden, das aktuell immer mehr im Mittelpunkt der öffentlichen und wissenschaftlichen Diskussion steht, wenn es um Hyperaktivität geht. Diese Diskussion nimmt zunehmend polarisierenden und teilweise unsachlich-polemischen Charakter an und sieht das ADHS als ein Symptom an, das vorwiegend mit Medikamenten zum Verschwinden gebracht werden kann. Hierbei wird häufig versäumt zu hinterfragen, welche psychischen Ursachen diesem Störungsbild zu Grunde liegen. So bekannte eine Kinderärztin in einem Beitrag der Sendung *Report* der ARD zu diesem Thema, dass sie per Videoaufnahme innerhalb von drei Minuten das ADHS diagnostizieren könne.

Im *Deutschen Ärzteblatt* (33/2001) finden wir einen Artikel unter dem Stichwort »Hyperaktivitätsstörungen«, in dem der Autor einen Fall schildert, bei dem ein Schulleiter die Ritalineinnahme verbot, mit den Worten: »An meiner Schule werden keine Rauschmittel genommen.« Der Autor führt weiter aus, dass Ritalin für die Behandlung von ADHS unverzichtbar und genauso wichtig wie die Brille für das kurzsichtige Kind sei. Er beklagt sich darüber, dass der Schulleiter in die Therapiehoheit des behandelnden Arztes eingegriffen habe, ohne sich auch nur die Mühe zu machen, Rücksprache mit dem Arzt zu nehmen.

Mittlerweile ist sogar das Bundesgesundheitsministerium auf die Verschreibungspraxis von Ritalin aufmerksam geworden, die mit Sorge registriert wird.

Diese Beispiele zeigen u.a. auf, wie kontrovers, unsachlich und verhärtet die Diskussion geführt wird, wenn es um die Indikation und Behandlung des hyperkinetischen Syndroms (HKS) geht, in der mittlerweile die Gabe von Ritalin zu dominieren scheint, ohne dass dies tiefergehend problematisiert wird.

Psychische Faktoren werden bei dieser Vorgehensweise eher verleugnet und an den Rand gedrängt, während die rein medizinische Behandlung mit Methylphenidaten (Ritalin) vielleicht noch kombiniert mit Verhaltenstraining immer mehr zunimmt.

Sicherlich spielen bei dieser monokausalen Sicht und dem Versuch, die Kinder durch Medikamente ruhig zu stellen, die enormen Schwierigkeiten im Umgang mit schwer hyperaktiven Kindern eine Rolle sowie die massiven Schuldgefühle insbesondere der Mütter dieser Kinder, versagt zu haben, wie z.B. an der zunehmenden Zahl von Selbsthilfegruppen sichtbar wird.

Das vorliegende Themenheft ist ein Versuch, die Diskussion zu versachlichen und das ADHS mit Beiträgen aus neurobiologischer und psychoanalytischer Sicht anzugehen:

Im neurobiologischen Ansatz von *Gerald Hüther* werden neue Modelle und Befunde über den Verlauf der Erkrankung, über die damit einhergehenden neurobiologischen Veränderungen und den Einfluss frühkindlicher Entwicklungsbedingungen vorgestellt. Er beschreibt die Wirkungen und möglichen Gefahren der Ritalin-Behandlung und entwickelt eine veränderte und erweiterte Sicht des HKS unter Einbeziehung psychodynamischer Ansätze.

Diese werden in der Arbeit von *Häußler* und *Hopf* über frühe Faktoren in der Ätiologie von Ruhelosigkeit, Hyperkinese und Unaufmerksamkeit vertieft und anhand eines psychoanalytischen Beispiels theoretisch und klinisch aufgearbeitet.

Lydia Tischler und *Maria Pozzi* wenden sich verstärkt dem Aspekt der Ritalinbehandlung zu. Tischler geht weiter auf die strittigen Kriterien bei der Diagnostik des ADHS ein und unterzieht die Verabreichung von Ritalin einer kritischen Würdigung, um dann die Faktoren der Störung aus psychoanalytischer Sicht zusammenzufassen. Anhand von Fallbeispielen zweier Familien beschäftigt sich Maria Pozzi in ihrem Aufsatz mit der psychotherapeutischen Arbeit vor der Entscheidung für oder gegen Ritalin. *Christa Schaff* beschreibt ausgehend vom biologisch-psychiatrischen Ansatz noch einmal die Wichtigkeit und die hohe Bedeutung psychodynamischer Aspekte und psychotherapeutischer Indikationen in der Differentialdiagnostik und der Therapie des HKS.

Mit den Beiträgen wird versucht, die Kontroverse und die Diskussion zu versachlichen und den Ursachen und Entstehungsfaktoren des ADHS ein wenig näher zu kommen, das als Syndrom nach wie vor in seiner Entstehung unspezifisch und eben nicht, wie oft von medizinischer Seite behauptet, eindeutig neurobiologisch erklärbar ist. Dabei wird psychoanalytischen, psychodynamischen und entwicklungspsychologischen Ansätzen breiter Raum eingeräumt, denn gerade diesen wird oft vorgehalten, sie seien bei diesem Krankheitsbild kontraindiziert, was nach Würdigung aller in den vorliegenden Beiträgen enthaltenen Verstehensansätze nicht haltbar ist.

Für die Redaktion: Jochen Raue

Gerald Hüther
Kritische Anmerkungen zu den bei ADHD-Kindern beobachteten neurobiologischen Veränderungen und den vermuteten Wirkungen von Psychostimulanzien (Ritalin®)

1. Übersicht

Vor allem mit Hilfe bildgebender Verfahren ist es in den letzten Jahren gelungen, eine ganze Reihe charakteristischer Veränderungen verschiedener neurobiologischer Parameter im Gehirn von ADHD-Patienten nachzuweisen. Diese »Anomalien« werden häufig als biologisches Substrat der Erkrankung betrachtet und in eine neurobiologisch begründete Argumentationskette eingereiht, die bei einer genetisch bedingten Defizienz der dopaminergen Signalübertragung beginnt und bei der Notwendigkeit zur Korrektur dieses Defizits durch Ritalin-Behandlung endet. In dem vorliegenden Beitrag werden neue Befunde vorgestellt und alte Interpretationen früher erhobener Befunde kritisch hinterfragt. Anschließend wird ein zugleich entwicklungsbiologisch und entwicklungspsychologisch begründetes Modell vorgestellt. Viele der im Gehirn von ADHD-Patienten gefundenen neurobiologischen Veränderungen lassen sich danach als sekundäre Anpassung an veränderte Nutzungsbedingungen einordnen. Das neue Modell ermöglicht darüber hinaus prädiktive Aussagen über den Verlauf der Erkrankung, über die damit einhergehenden neurobiologischen Veränderungen, insbesondere des dopaminergen Systems, über die Bedeutung angeborener Vulnerabilitäten und den Einfluss frühkindlicher Entwicklungsbedingungen sowie über Wirkungen und mögliche Gefahren der Ritalin-Behandlung.

2. Vorbemerkungen

Das heute als ADHD (im Deutschen ADHS) bezeichnete Syndrom wurde in der wissenschaftlichen Literatur erstmals als eine Verhaltensstörung beschrieben, die beim so genannten Still-Syndrom, einer rheumatischen

Erkrankung im Kindesalter, auftrat. Bereits damals wurde eine organische Basis der für dieses Störungsbild typischen Schlüsselsymptome – Überaktivität, Aufmerksamkeitsdefizit und mangelnde Impulskontrolle – vermutet (Still, 1902). Begriffe wie postenzephalitische Verhaltensstörungen, »Minimal Brain Damage«, »Minimal Cerebral Dysfunction (MCD)« und »psychoorganisches Syndrom« wurden im weiteren verwendet, um die vermutete hirnorganische Ursache dieser Verhaltensstörungen zu beschreiben. Unterstützt wurde dieses Konzept durch die Beobachtung ähnlicher Symptome bei Patienten mit Frontalhirnläsionen. Später stellte sich jedoch heraus, dass es sich bei der MCD um keine klar abgrenzbare Krankheitsentität handelt (Laucht et al., 1986) und dass die Verhaltensstörung auch bei Kindern auftrat, bei denen es keinerlei Hinweise auf hirnorganische Veränderungen gab. Deshalb wurde die Bezeichnung ADHD in das *Diagnostic and Statistical Manual of Mental Disorders* (DSM-IV) unter Verzicht auf die Annahme struktureller Hirnveränderungen, aber mit der Forderung nach Entwicklung objektiver Verfahren zur Absicherung der Validität der ADHD-Kriterien aufgenommen.

Seitdem bemühen sich Forscher und Kliniker intensiv und mit Hilfe neurochemischer, elektrophysiologischer, molekularbiologischer und bildgebender Verfahren, ADHD-spezifische, organische, d.h. neurobiologische Veränderungen im Gehirn von Kindern nachzuweisen, die diese Verhaltensstörungen zeigen. Bisher ist das sichtbarste Resultat dieser Bemühungen eine kaum noch überschaubare Zahl von Arbeiten, in denen über bestimmte, bei ADHD-Patienten gefundene Veränderungen einzelner neurobiologischer Parameter berichtet wird. Viele Autoren sind beim Abfassen ihrer Berichte der Versuchung erlegen – und suggerieren dem unbefangenen Leser, dass es möglich ist –, einen ursächlichen Zusammenhang zwischen den gefundenen neurobiologischen Veränderungen und den auf der Verhaltensebene beobachtbaren Symptomen herzustellen. So wird nicht nur der (falsche) Eindruck erweckt, als seien die Ursachen dieser Störungen – und damit der für diese Störungen verantwortlichen Erkrankung – in Form objektiv messbarer Veränderungen der Arbeitsweise des Gehirns der betreffenden Patienten bekannt. Es wird auch die (ebenso falsche) Vorstellung geweckt und verbreitet, dass es nur durch eine biologische (pharmakologische) Korrektur dieser neurobiologischen Störungen möglich sei, die bei diesen Patienten auftretenden Verhaltensstörungen zu beseitigen. Wenn nun noch, wie im Fall von ADHD, durch Verabreichung von Methylphenidat (Ritalin) eine medikamentöse Therapie gefunden und erfolgreich eingesetzt werden kann, um die Verhaltensstörungen zu normalisieren, so schließt sich die (nach wie vor falsche) Argumentationskette zu einem festen (fatalen) Ring, der später nur noch schwer aufzubrechen ist. So lange nichts weiter passiert, kein neues Wissen hinzukommt und kein Glied aus der Kette fällt, bleibt dieser Argumentationsring stabil und bestimmend für das, was innen, in der klinischen Praxis, in Forschungseinrichtungen, in Pharmaunternehmen, in Universitäten, auf Kongressen und Schulungen und nicht zuletzt in den Medien geschieht. Nichts, was sich entwickelt, kann jedoch ewig so bleiben, wie es bisher geworden ist. Das gilt auch und vor allem für unser Wissen und für unsere Vorstellungen über uns selbst und über das, was in unserem Gehirn geschieht, wenn wir es immer wieder auf die gleiche Weise benutzen oder (im Fall von ADHD-Kindern) zu benutzen gezwungen sind (Hüther, 2001). Immer wieder kommt neues Wissen dazu, das nicht mehr in die alte Argumentationskette passt, erst einzelne Glieder und schließlich den ganzen Ring lockert, erweitert und so lange umgestaltet, bis auch dieses neue Wissen und diese neuen Erkenntnisse vollständig integrierbar sind. Ganz so weit ist es, was die gegenwärtigen Vorstellungen über ADHD und die Ritalin-Behandlung angeht, noch nicht, aber etwas Licht ist am Ende des Tunnels bereits sichtbar. Und in diesem Licht erscheinen die im Gehirn von ADHD-Kindern gemessenen neurobiologischen Veränderungen durchaus schon deutlich anders als bisher.

3. Die bisherige Befundlage

Die bisher beobachteten Veränderungen einzelner neurobiologischer Parameter im Gehirn von Kindern, Jugendlichen und – in letzter Zeit – auch Erwachsenen mit ADHD sind als »Anomalien« auf verschiedenen Ebenen beschrieben worden:

1. Anomalien auf der Ebene einzelner Transmittersysteme (Untersuchungen mit Hilfe neurochemischer, molekularbiologischer und bildgebender Verfahren)
   – erniedrigte Konzentration von HVA (Dopaminmetabolit) im Liquor und von MHPG (Noradrenalinmetabolit) im Urin (beides in Nachuntersuchungen nicht bestätigt)
   – verminderter Umsatz von F-18-DOPA im präfrontalen Cortex (fragwürdige PET-Untersuchungen)
   – erhöhte Dichte von Dopamintransportern im Striatum.

2. Anomalien auf morphologischer Ebene (Untersuchungen mit Hilfe bildgebender Verfahren, i.e. Computertomographie, Kernspintomographie)
   – Volumenverringerung des Frontallappens (besonders rechtsseitig), des Corpus callosum, der Basalganglien (besonders Nc. caudatus, rechtsseitig), des Globus pallidus und des Cerebellums.

3. Anomalien auf der Ebene der Wahrnehmung und Verarbeitung sensorischer Reize (neurophysiologische Untersuchungen)
   – erhöhte frontale Beta-Aktivität
   – verlangsamte Aktivität über frontalem Cortex
   – erniedrigte Amplituden von ereigniskorrelierten Potentialen
   – motorisches Inhibitionsdefizit
   – verminderte Wahrnehmungsfähigkeit von optischen Reizen im linken visuellen Feld
   – Schwierigkeiten bei optischen, räumlich-konstruktiven und perzeptiven Leistungen
   – Störungen bei der Wahrnehmung akustischer Reize.

4. Anomalien auf der Ebene der globalen neuronalen Aktivität einzelner Hirnregionen (Untersuchungen mit Hilfe bildgebender Verfahren, i.e. f-NMR, PET, SPECT)
   – verringerte Aktivierbarkeit verschiedener Hirnregionen (präfrontaler Cortex, besonders linksseitig, Basalganglien, Parietallappen) durch Teststimuli, die inhibitorische Reaktionen auslösen sollen
   – veränderte Aktivierbarkeit verschiedener Regionen nach akuter Methylphenidatgabe bei ADHD-Patienten gegenüber gesunden Kontrollen.

5. Anomalien auf der Ebene der Verhaltenssteuerung (neuropsychologische Untersuchungen)
   – vermehrt impulsiv begangene Fehler bei Aufmerksamkeitstests
   – längere Reaktionszeiten bei erzwungenen Entscheidungen
   – Defizite der kognitiven Flexibilität, des Arbeitsgedächtnisses, der Interferenzkontrolle und des (motorischen) Inhibitionsvermögens bei Verhaltenstests für exekutive Funktionen.

Auf eine ausführliche Darstellung dieser bisher beschriebenen und hier nur kurz zusammengestellten Befunde wird an dieser Stelle aus Gründen, die in den weiteren Abschnitten sehr offenkundig werden, verzichtet. Interessierte Leser finden die Originalangaben in den einschlägigen, in den letzten Jahren publizierten Übersichtsarbeiten (z.B. Faraone und Biederman, 1998; Krause et al., 2000).

4. Die bisherige Argumentationskette

Das gegenwärtig von der Mehrzahl »biologisch« orientierter Kinder- und Jugendpsychiater vertretene Erklärungsmodell für ADHD führt die Leitsymptomatik (Hyperkinese, Aufmerksamkeitsdefizit, mangelnde Impulskontrolle) zunächst auf eine gestörte Steuerung und Kontrolle zielgerichteter und/oder flexibler Verhaltensreaktionen, vor allem kognitiver und motorischer Prozesse, zurück (»defizitäre Verhaltensinhibition«). Hierfür wird eine Dysfunktion frontokortikaler und striataler Regelsysteme verantwortlich gemacht, die sich als Inhibitionsdefizit kognitiver und motorischer Verarbeitungsprozesse äußert und mit Störungen frontalhirnsensitiver exekutiver Funktionen einhergeht. Verantwortlich hierfür, so wird weiter argumentiert, sei eine verminderte Aktivität bzw. eine defizitäre Ausbildung des dopaminergen Systems oder eine an den dopaminergen Präsynapsen stattfindende Verminderung der Dopamin-Ausschüttung (Rezeptordefekte) bzw. eine Verstärkung der Dopamin-Wiederaufnahme (Transporterdefekte). Diese Veränderungen führen, so wird weiter geschlossen, zu einer mangelhaften Freisetzung (oder zu rascher Rückresorption) von Dopamin im Cortex (mesocorticales dopaminerges System, beteiligt an der Regulation von motorischer Aktivität, Neugier und der Entwicklung von Handlungsstrategien), in limbischen Hirnregionen (mesolimbisches dopaminerges System, beteiligt an der Regulation von Motivation und Emotionalität) sowie im Striatum (mesostriatales dopaminerges System, beteiligt an der Regulation von Aufmerksamkeit, Reaktionsbereitschaft und stereotypen Verhaltensweisen).

Als letztlich »biologische« Ursache dieser unzureichenden dopaminergen Aktivität wird ein genetischer Defekt (eines Dopaminrezeptor- oder Dopamin-Transportergens) vermutet. Da dieser Defekt (noch) nicht behoben werden könne, so wird weiter argumentiert, bliebe also keine andere Möglichkeit, als die defizitäre Dopaminausschüttung durch Verabreichung eines Medikamentes zu korrigieren, das die Freisetzung von Dopamin stimuliert und seine Wiederaufnahme hemmt. Und genau das macht Methylphenidat, also Ritalin.

So weit, so gut. Solange keine weiteren Erkenntnisse hinzukommen, ist diese Argumentationskette logisch und in sich geschlossen.

5. Neue Befunde

Das bisherige Konzept zeichnet sich neben seiner inneren Logik vor allem durch zwei Merkmale aus: (1) Es ist mechanisch und offenkundig von dem Bemühen geleitet, eine einfache, monokausale Ursache-Wirkungs-Beziehung herzustellen, und (2), es ist statisch und lässt die Dynamik der während der Hirnentwicklung ablaufenden Prozesse und deren Anpassungsfähigkeit an veränderte (auch an »krankhaft veränderte«) Nutzungsbedingungen weitgehend außer Acht. Bezeichnenderweise beschreiben fast alle diesem Konzept zugrunde liegenden Befunde nicht die im Anfangsstadium der Erkrankung (also bei Kleinkindern) auftretenden Veränderungen, sondern die nach mehr oder weniger langer Erkrankungsdauer (bei Jugendlichen oder gar – im Fall des Einsatzes bildgebender Verfahren – bei Erwachsenen) noch nachweisbaren Abweichungen einzelner Messparameter im Vergleich zu einer gleichaltrigen Kontrollgruppe. Die für eine adäquate Interpretation dieser Ein-Punkt-Messungen erforderlichen Verlaufsuntersuchungen (Längsschnittstudien) sind bisher bei ADHD-Patienten so gut wie nie durchgeführt worden.

Neben diesen prinzipiellen Schwachpunkten gibt es einige Befunde, die sich nur schwer in die bisher entwickelte und propagierte Argumentationskette einfügen lassen und die drei für die Tragfähigkeit des Konzeptes entscheidende Fragen aufwerfen.

Die erste Frage lautet: *Welche der im Gehirn von ADHD-Patienten nachgewiesenen Veränderungen neurobiologischer Parameter sind tatsächlich primär (im Sinne einer Ursache der Erkrankung) vorhanden, welche sind erst sekundär (als Reaktion auf eine primär vorhandene Störung) in Form adaptiver Modifikationen bestimmter neuronaler Verschaltungen entstanden und strukturell verankert worden?* Oder einfacher*: Was ist die Ursache und was ist lediglich eine zwangsläufige Folge der Erkrankung?*

Als das ursprüngliche Konzept der neurobiologischen Grundlagen von ADHD entwickelt worden ist, war die Vorstellung noch weit verbreitet, dass die Herausformung neuronaler Verschaltungen im sich entwickelnden Gehirn quasi automatisch (durch ein genetisches Programm gesteuert) erfolgt. Inzwischen ist deutlich geworden, in welch hohem Maß die im Gehirn angelegten neuronalen Verbindungen und synaptischen Verschaltungen durch die jeweiligen, individuell vorgefundenen Nutzungsbedingungen herausgeformt und stabilisiert werden. Vor allem mit Hilfe bildgebender Verfahren konnte sogar bei Erwachsenen gezeigt werden, dass es durch veränderte Nutzungsbedingungen zu bis dahin unvorstellbaren Reorganisationsprozessen (z.B. somatosensorischer Projektionsfelder im Cortex nach Extremitätenamputationen), zu unerwarteten morphologischen Anpassungen (z.B. nutzungsabhängige Vergrößerung des Hippocampus), zu Änderungen der synaptischen Dichte, der neuronalen Konnektivität und der globalen metabolischen Aktivität in einzelnen Verarbeitungszentren (z.B. in spezifischen corticalen Regionen) kommt, wenn diese besonders häufig und intensiv aktiviert, d.h. benutzt werden (Übersicht in: Hüther et al., 1999). Derartige adaptive Modifikationen neuronaler Verschaltungen sind umso leichter auslösbar, werden umso rascher stabilisiert und strukturell verankert und beeinflussen die weitere Nutzung und Ausformung anderer neuronaler Netzwerke umso nachhaltiger, je weniger ausgereift, gefestigt und gebahnt die im Gehirn bereits angelegten Verschaltungen sind. Sehr früh während der Individualentwicklung auftretende Störungen oder Veränderungen der bisherigen Nutzungsbedingungen können daher zu ganz erheblichen funktionellen, strukturellen, ja sogar morphologischen Anpassungen der neuronalen Matrix führen, die im späteren Verlauf des Entwicklungsprozesses oftmals nur schwer durch nunmehr entsprechend modifizierte Nutzungsbedingungen korrigierbar sind (Übersicht in: Hüther, 1998). Die Bedeutung und das Ausmaß dieser erfahrungs- bzw. nutzungsabhängigen Plastizität (»experience-dependent-plasticity«) des sich entwickelnden Gehirns sind vor allem in tierexperimentellen Untersuchungen deutlich geworden. Das Spektrum beeindruckender Beispiele reicht von der Vergrößerung der synaptischen Dichte des Dendritenbaumes, ja sogar der Dicke des Cortex von Ratten, die in sog. »enriched environments« aufgezogen wurden (vgl. Hüther, 1998), bis hin zu charakteristischen Unterschieden in der Ausbildung des Hippocampus der Nachkommen von besonders »sensiblen« oder besonders »unachtsamen« Rattenmüttern (Liu et al., 2000).

Wer die prinzipielle Übertragbarkeit dieser Befunde auf die Entwicklung des kindlichen Hirns bestreiten wollte, müsste behaupten, die Herausbildung des menschlichen Gehirns sei stärker genetisch determiniert und weniger durch individuell gemachte Erfahrungen bestimmt, als das bei Ratten der Fall ist. Unter Berücksichtigung der enormen Plastizität des menschlichen Hirns und der bisherigen Kenntnis des Ausmaßes und der Bedeutung nutzungsabhängiger adaptiver Modifikationen seiner Struktur und Funktionen lässt sich die eingangs gestellte Frage präzisieren:

Auf welcher Ebene sollte man keine »Anomalien« im Gehirn von ADHD-Patienten finden, nachdem diese ihr Gehirn oftmals bereits jahrelang offensichtlich ganz anders als »normale« Kinder und Jugendliche benutzt haben?

Dass all diese »Anomalien«, nachdem sie einmal entstanden und stabilisiert worden sind, anschließend ihrerseits an der Aufrechterhaltung des »anomalen« Verhaltens (der ADHD-Symptomatik) beteiligt sind, ändert wenig an der Schlussfolgerung, dass hier Glieder in eine kausale Argumentationskette eingefügt worden sind, die dort sehr wahrscheinlich nicht hingehören.

Die Suche nach den primären Störungen bei ADHD führt zwangsläufig zur zweiten Frage:

Wie sind die bisherigen Befunde über ein unzureichend entwickeltes oder unzureichend aktives Dopamin-freisetzendes System im Hirn von ADHD-Kindern zu bewerten?

Der jüngste, aber wohl auch am besten und mehrfach abgesicherte Hinweis auf eine Veränderung des dopaminergen Systems bei ADHD-Patienten ist eine unerwartet deutliche Zunahme der Dichte von Dopamin-Transportern (Dougherty et al., 1999; Dresel et al., 1998). Da diese Transporter für die Wiederaufnahme des ausgeschütteten Dopamins zuständig sind, so der einfache, von der »Dopamin-Mangel-Hypopthese« geleitete Interpretationsversuch, müsse die verstärkte Expression von Dopamintransportern dazu führen, dass das ausgeschüttete Dopamin rascher als normalerweise in die dopaminergen Präsynapsen zurücktransportiert wird und damit extrazellulär im Gehirn von ADHD-Patienten zu wenig Dopamin verfügbar ist. Diese Vermutung hat gleich zwei Schwachstellen: Erstens wirkt Dopamin stimulierend auf all das, was unter Beteiligung des dopaminergen Systems von striatalen, limbischen und cortikalen Bereichen des Gehirns gesteuert wird. Bekanntermaßen hat die Stimulation der Dopaminfreisetzung (durch Amphetamine) einen antriebssteigernden, wach machenden und wach haltenden Effekt. Das weiß jeder Konsument von Psychostimulanzien. Eine Verringerung der Dopaminfreisetzung (wie sie nach der durch Amphetamine ausgelösten Entspeicherung bis zur Wiederauffüllung der Vesikel auftritt und von Speed-Konsumenten nach dem kurzen »high« als gefürchtetes »flat« erlebt wird) führt zu Abgeschlagenheit, Lustlosigkeit und Schlappheit. Darüber klagen die Eltern von ADHD-Kindern (trotz des vermuteten Dopaminmangels) auffallend wenig. Hier passt also etwas nicht so recht.

Zweitens, und das mag evtl. dem soeben erzeugten Erklärungsnotstand abhelfen, kann eine verstärkte Dichte von Dopamintransportern ebenso gut auch Ausdruck einer erhöhten dopaminergen Innervationsdichte in den Zielgebieten dopaminerger Projektionen sein (PET- und SPECT-Messungen funktionieren bisher nur dort, wo diese Innervation am dichtesten ist, also im Striatum). So freilich würden immer dann, wenn die dopaminergen Kerngebiete feuern (und das tun sie immer dann, wenn etwas Neues, Anregendes, bisher noch nicht Dagewesenes wahrgenommen wird), mehr dopaminerge Präsynapsen ihr Dopamin in dem jeweiligen Zielgebiet freisetzen. Ein Kind, das ein solches, besonders dicht ausgebildetes dopaminerges Projektionssystem besitzt, müsste immer dann, wenn etwas Neues passiert, ganz besonders angeregt, aktiviert und »unter Strom gestellt« werden, fast so, als hätte es eine Dosis Speed verschluckt. Diese Vermutung deckt sich weitaus besser mit dem, was die meisten Eltern von ihrem ADHD-Kind berichten oder woran sie sich noch erinnern, als es noch kleiner und so »enorm aufgeweckt« (oder so besonders »unruhig«) war.

Noch ein Argument spricht dafür, die mit bildgebenden Verfahren festgestellte Erhöhung der Dopamin-Transporterdichte im Striatum von ADHD-Patienten als Ausdruck einer verstärkten Ausprägung des dopaminergen Projektionsbaumes und einer größeren Dichte dopaminerger Präsynapsen in den betreffenden Zielgebieten zu bewerten: Neurochemiker benutzen Messungen der Dichte präsynaptisch lokalisierter Transporter bereits seit langem recht erfolgreich, um anhand festgestellter Veränderungen dieses »Markers« Aussagen über Veränderungen der monoaminergen Innervationsdichte in einer bestimmten Hirnregion zu machen, beispielsweise zur Untersuchung des Einflusses pharmakologischer Behandlungen (Wegerer et al., 1999; Moll et al., 2001) oder zur Erstellung von Entwicklungsprofilen (Moll et al., 2000). Dabei ist nicht nur deutlich geworden, dass bestimmte Behandlungen die Ausreifung des dopaminergen Systems beeinflussen können, sondern dass die dopaminerge Innervation (hier des Striatums von Ratten) bis zur Pubertät enorm ansteigt und anschließend kontinuierlich bis zum Erreichen der Altersgrenze abfällt. Diese bemerkenswerte Dynamik bei der Ausreifung dieses Systems (das noradrenerge und serotonerge System zeigen dem gegenüber nur geringe Veränderungen im Entwicklungsverlauf) legt die Vermutung nahe, dass die dopaminerge Innervation in einzelnen Zielgebieten während der Phase dieses schnellen Wachstums besonders leicht durch äußere Faktoren beeinflussbar ist (Phase erhöhter Vulnerabilität). Tatsächlich existieren bereits tierexperimentelle Befunde, die auf eine verstärkte Ausbildung der dopaminergen mesokortikalen Projektionen durch »stimulierende« Aufzuchtbedingungen bzw. auf eine retardierte Ausreifung dieses Systems durch »deprivierende« Entwicklungsbedingungen hindeuten (Winterfeld et al., 1998). Wie bei allen Entwicklungsprozessen sind auch für die Geschwindigkeit, mit der sich das dopaminerge System ausbreitet und für die Innervationsdichte, die es

in seinen Zielgebieten erreicht, genetische Prädispositionen von Bedeutung. So zeichnet sich beispielsweise eine Rattenauszuchtlinie (SPR, spontan hypertensive Ratten), die als Tiermodell für hyperkinetische Störungen verwendet wird, durch eine bereits nach dem Abstillen nachweisbare, vermehrte Dichte von Dopamintransportern (dopaminergen Präsynapsen) im Striatum aus, die bis ins Erwachsenenstadium erhalten bleibt (Hüther et al., unveröffentlichte Befunde, Manuskript in Vorbereitung).
Wenn nun das dopaminerge System bei ADHD-Kindern ebenfalls – und aus Gründen, die noch genauer zu beleuchten sind – dichter und intensiver ausgebildet ist und mehr Dopamin in den Zielgebieten freigesetzt wird, so ist damit die Dopaminmangel-Hypothese eigentlich auf den Kopf gestellt. Die letzte und entscheidende Frage lautet deshalb:

Wie wirkt Ritalin?

Wie alle anderen Amphetamine wird auch Methylphenidat über den Dopamintransporter in die dopaminergen Präsynapsen aufgenommen und führt dort zur Freisetzung der vesikulären Dopaminspeicher sowie zur Hemmung der Wiederaufnahme des in den extrazellulären Raum freigesetzten Dopamins. Das, so wurde bisher argumentiert, verstärke die Dopamin-modulierte neuronale Aktivität in den jeweiligen Zielgebieten und trage auf diese Weise zur Korrektur des »Dopamindefizits« und der daraus resultierenden Auswirkungen auf der Ebene des Verhaltens bei.
Geht man jedoch davon aus, dass ADHD-Kinder bereits eine zu starke dopaminerge Innervation dieser Zielgebiete aufweisen, so kann Ritalin die dort ohnehin schon erhöhte Dopaminfreisetzung nur noch weiter steigern. Vermutlich merkt das betreffende Kind davon jedoch nicht viel, da es ohnehin schon bis zur Grenze des Erträglichen stimuliert ist (»ceiling effect«). Wie bei allen Amphetaminen kommt es durch die plötzliche massive Dopaminfreisetzung jedoch rasch zu einer Entleerung der Dopamin-Speichervesikel in den dopaminergen Präsynapsen. Der »Kick« kommt schnell und dauert nur kurz, höchstens eine Stunde an, danach sind die Speicher leer und können nur sehr langsam und allmählich mit neu synthetisiertem Dopamin aufgefüllt werden. Das dauert erheblich länger (ca. ½ Tag). So lange bleibt die Dopaminfreisetzung vermindert. Ein Speed-Konsument (mit einer normalen dopaminergen Innervationsdichte) hängt dann so lange durch, wird lust- und antriebslos. ADHD-Kinder jedoch, so wäre zu vermuten, erleben für ein paar Stunden wie es ist, wenn ihrem überentwickelten Antriebssystem sozusagen die Puste ausgegangen ist. Sie kommen zur Ruhe, können sich endlich auf eine Sache konzentrieren und reagieren nicht auf jeden Reiz wie »von der Tarantel gestochen«. Sobald

die Dopaminspeicher jedoch wieder aufgefüllt sind (nach ca. 4-6 Stunden), ist der alte Zustand wieder erreicht und macht sich erneut entsprechend bemerkbar. So weit, so gut, könnte man meinen und die nächste Pille empfehlen, gäbe es da nicht einen sonderbaren Befund, der dabei zu berücksichtigen ist: Die chronische Verabreichung von Ritalin an junge Ratten führt zu einer permanenten, bis ins Erwachsenenstadium fortbestehenden Reduktion der Dichte von Dopamintransportern (von dopaminergen Präsynapsen) im Striatum (Moll et al., 2001). Mit anderen Worten: Die Verabreichung von Psychostimulanzien während der Phase der Ausreifung des dopaminergen Systems kann dazu führen, dass sich die dopaminerge Innervation der Zielgebiete weniger stark entwickelt und zeitlebens weniger intensiv bleibt. Wenn das dopaminerge System bei ADHD-Kindern tatsächlich zu stark ausgebildet ist, würde es durch diese Behandlung an seiner weiteren Entfaltung gehindert, also gewissermaßen »zurückgestutzt«. Wird die Ritalin-Behandlung jedoch übertrieben (zu früh begonnen, zu hoch dosiert oder zu lange durchgeführt) oder – noch schlimmer – werden sogar Kinder mit Ritalin behandelt, die gar kein überstark ausgebildetes dopaminerges System besitzen und nur ähnliche Verhaltensstörungen aufweisen, so würde durch diese »Behandlung« eine defizitäre Ausformung der dopaminergen Innervation in den distalen Zielgebieten (z.B. im Striatum) erzeugt. Damit läuft man Gefahr, die Voraussetzungen für die Entstehung eines Krankheitsbildes zu verbessern, das durch eine unzureichende Aktivität des nigrostriatalen dopaminergen Systems gekennzeichnet ist, aber erst viel später zutage tritt: das Parkinson-Syndrom.

6. Ein neues entwicklungsbiologisch und entwicklungspsychologisch begründetes Modell

Alle Krankheitsmodelle sind immer Vereinfachungen meist sehr komplexer und individuell sehr unterschiedlich ablaufender Prozesse. Sie zeichnen sich also durch unzulässige Verallgemeinerungen, durch Überbetonungen einzelner Aspekte und reduktionistische Vernachlässigungen anderer Aspekte des Prozesses aus, der zu dem Zustand führt, den wir als spezifische Erkrankung abgrenzen. Dennoch brauchen wir solche Modelle, um den krankmachenden Prozess verstehen, rechtzeitig erkennen und gegebenenfalls korrigieren zu können. Da die Korrektur eines solchen Prozesses umso leichter fällt, je früher sie erfolgt, sind vor allem solche Krankheitsmodelle von besonderem Wert, aus denen sich präventiv nutzbare, diagnostische und therapeutische Handlungsstrategien ableiten lassen. Auf der Grundlage der inzwischen hinzugekommenen neueren Befunde und der damit möglich gewordenen Neubewertung bereits vorhandener Resultate kann nun versucht werden, eine Modellvorstellung des Prozesses zu entwerfen, der zur Ausbildung einer Symptomatik führt, die gegenwärtig als Krankheitsentität verstanden und als ADHD bezeichnet wird. Im Gegensatz zu der bisher verwendeten, inzwischen aber recht fragwürdig gewordenen Argumentationskette zeichnet sich dieses neue Denkmodell dadurch aus, dass es dem gegenwärtigen Erkenntnisstand nicht nur auf dem Gebiet der neurobiologischen ADHD-Forschung, sondern auch dem der Entwicklungsbiologie und Entwicklungspsychologie entspricht und sich daraus ableiten lässt.

Dieses Modell geht davon aus, dass es Kinder gibt, die bereits als Neugeborene und während ihrer Kleinkindphase erheblich wacher, aufgeweckter, neugieriger und leichter stimulierbar oder einfach nur »unruhiger« sind als andere. Weshalb das so ist, ob diese Kinder zum Zeitpunkt ihrer Geburt bereits ein stärker ausgebildetes dopaminerges, ihren Antrieb verstärkendes System besitzen, ob dieses Merkmal genetisch bedingt oder erst während der intrauterinen oder frühen postnatalen Entwicklung entstanden ist, kann zunächst offen bleiben. Wichtiger als diese mitgebrachte besondere »Begabung« ist das, was das Kind im weiteren Verlauf seiner Entwicklung während der ersten Lebensjahre daraus macht bzw. machen muss. Da die weitere Ausreifung des dopaminergen Projektionsbaumes offenbar davon abhängt, wie häufig das dopaminerge System durch die Wahrnehmung neuer Stimuli und Reize aktiviert wird, laufen Kinder, die mit dieser besonderen Wachheit und Stimulierbarkeit in unsere Welt hineinwachsen, allzu leicht Gefahr, in einen Teufelskreis zu geraten:

Da sie bereits besonders aufgeweckt und allzu leicht durch neue Stimuli stimulierbar sind, wird ihr dopaminerges System wesentlich häufiger als das von anderen, »normalen« Kindern aktiviert und zu verstärktem Auswachsen seiner axonalen Fortsätze angeregt. Weil sich ihr dopaminerges, antriebssteuerndes System so immer besser entwickelt und damit auch wirkungsvoller arbeitet, lassen sich diese Kinder immer leichter durch alle möglichen neuartigen Reize stimulieren und anregen. Gelingt es jetzt nicht, diesen Teufelskreis zu durchbrechen, so ist es nur noch eine Frage der Zeit, wann ein derartiges Kind durch seinen überstarken Antrieb, seine enorme innere Unruhe, seine ständige Suche nach neuen Stimuli, also durch seine Ablenkbarkeit und mangelnde Konzentrationsfähigkeit auffällig wird. Aus sich selbst heraus ist ein solches Kind außer Stande, seinen überstarken

Antrieb zu kontrollieren, es muss gewissermaßen ständig herumzappeln und ständig Neues entdecken und sich darüber begeistern, anstatt sich auf eine Sache zu konzentrieren. Und es wird nun auch zunehmend zu einer Belastung für Spielgefährten, die es ablehnen, für Eltern und Erzieher, die nicht damit umgehen können und seine weitere Entwicklung (spätestens mit dem Schuleintritt) gefährdet sehen.

So gerät das Kind zwangsläufig in einen zweiten Circulus vitiosus: Durch die besonders häufige und intensive Nutzung der in seinem Gehirn angelegten und für die Steuerung seiner ungerichteten Motorik, seiner unselektiven Wahrnehmung und seiner ungezielten Aufmerksamkeit zuständigen Nervenzellverschaltungen werden diese komplexen Verschaltungsmuster im Laufe der Zeit immer besser, immer effektiver – und andere, weniger intensiv benutzte neuronale Verschaltungen entsprechend weniger stark – entwickelt und ausgebaut. Wenn das Kind nun durch sein Verhalten zunehmend in psychosoziale Konflikte gerät und emotional verunsichert wird, so kommt es im Zuge der dadurch ausgelösten Stressreaktion zu einer vermehrten Ausschüttung von bestimmten Transmittern und Hormonen, die ihrerseits nun noch zusätzlich dazu beitragen, diejenigen neuronalen Verschaltungen und synaptischen Verbindungen zu stabilisieren und zu bahnen, die das Kind zur Wiederherstellung seines emotionalen Gleichgewichtes aktiviert (Hüther, 1998). Versucht es das durch Zappeln, so wird es zu einem immer »besseren« Zappelphilipp und entwickelt womöglich sogar noch einen motorischen Tic. Versucht es das durch Stören, wird es zu einem immer »besseren« Störenfried und entwickelt sich zu einem ungeliebten Außenseiter. Versucht es das durch Weghören, wird es zunächst auf einem, womöglich gar auf beiden Ohren »taub«.

Wenn sich irgendwann keiner mehr anders zu helfen weiß, bekommt es Ritalin verordnet. Und wie es dann weitergeht, ist weiter oben bereits beschrieben worden.

7. Schlussfolgerungen und Konsequenzen

Ob die hier entwickelte Modellvorstellung sich in Zukunft als tragfähig und zumindest in groben Zügen als zutreffend erweist, hängt nicht von der Art der Veränderungen ab, die sich im Hirn eines ADHD-Kindes abspielen, sondern von dem heuristischen Wert, den dieses Konzept besitzt und der nun durch gezielte Untersuchung und möglichst frühe therapeutische Interventionen geprüft werden kann und überprüft werden muss. Entscheidend ist, ob es gelingt, solche Kinder, die sich bereits sehr früh durch außergewöhnliche Aufgewecktheit und Stimulierbarkeit auszeichnen, durch vorausschauende erzieherische Maßnahmen (sichere Bindungen, Strukturierung des Tagesablaufes, Schaffung eines ruhigen und gehaltenen Entwicklungsumfeldes) aus dem Teufelskreis der Selbststimulation und der dadurch verursachten emotionalen Verunsicherung herauszuführen. Auch wie ihr dopaminerges System und alle anderen »Anomalien« in ihrem Gehirn sich dann entwickeln, bleibt – bis zur empirischen Bestätigung dessen, was dieses neue Modell vorhersagt – abzuwarten.

Ideen, auch wissenschaftliche Theorien und einmal entstandene Argumentationsketten können allzu leicht zu Ketten werden, an denen wir unser Denken und Handeln ausrichten und die sich später oftmals nur in einem schmerzhaften Prozess wieder auflösen lassen. Um uns dagegen zu wappnen ist – wie sich am Beispiel ADHD und Ritalinbehandlung sehr gut zeigen lässt – eigentlich nicht allzu viel erforderlich. Wir sollten versuchen:

- uns Prozesse genauer anzuschauen und Fehlentwicklungen früher als bisher zu erkennen,
- nicht alles zu glauben, was auf den ersten Blick logisch begründet erscheint,
- einmal begangene Fehler einzugestehen, nur aus Fehlern kann man lernen,
- die Zuversicht nicht zu verlieren, dass Änderungen möglich sind,
- den Mut aufzubringen, das als richtig Erkannte auch durchzusetzen,
- immer wieder Fragen zu stellen, die uns helfen, die hinter den vordergründigen Phänomenen verborgenen Zusammenhänge zu erkennen.

Und das gilt nicht nur für die bei ADHD-Kindern beobachteten neurobiologischen Veränderungen.

8. Literatur

Dougherty, DD., Bonab, AA, Spencer, TJ., Rauch, SL, Madras, BK., Fischman, AJ: Dopamine transporter density in patients with attention deficit hyperactivity disorder. *Lancet* 354 (1999) 2132-2133.

Dresel, SHJ., Kung, MP., Plössl, K., Meegalla, SK., Kung, HF: Pharmacological effects of dopaminergic drugs on in vivo binding of [99mTc] TRODAT-1 to the cental dopamine transporters in rats. *Eur. J. Nucl. Med.* 25 (1998) 31-39.

Faraone, SV., Biederman, J.: Neurobiology of attention-deficit hyperactivity disorder. *Biol. Psychiatry* 44 (1998) 951-958.

Hüther, G.: Stress and the adaptive self-organization of neuronal connectivity during early childhood. *Int. J. Devl. Neuroscience* 16 (1998) 297-306.

Hüther, G.: *Bedienungsanleitung für ein menschliches Gehirn.* Vandenhoeck & Ruprecht, 2001.

Hüther, G., Adler, L., Rüther, E.: Die neurobiologische Verankerung psychosozialer Erfahrungen. *Zsch. Psychosom. Med.* 45 (1999) 2-17.

Krause, K-H., Dresel, St., Krause, J.: Neurobiologie der Aufmerksamkeitsdefizit-/Hyperaktivitätsstörung. *Psycho* 26 (2000) 199-208.

Laucht, M., Eisert, HG., Esser, G.: Minimale cerebrale Dysfunktion: Ende eines Mythos? In: G. Neuhäuser (ed.) *Entwicklungsstörungen des Zentralnervensystems.* Stuttgart (Kohlhammer) 1986, 189-198.

Liu, D., Diorio, J., Day, JC., Francis, DD., Meaney, MJ.: Maternal care, hippocampal synaptogenesis and cognitive development in rats. *Nature Neuroscience* 3 (2000) 799-806.

Moll, GH., Mehnert, C., Wicker M., Bock, N., Rothenberger, A., Rüther E., Hüther G.: Age-associated changes in the densities of presynaptic monoamine transporters in different regions of the rat brain from early juvenile life to late adulthood. *Dev Brain Res.* 119 (2000) 251-257.

Moll, GH., Hause, S., Rüther, E., Rothenberger, A., Hüther, G.: Early methylphenidate administration to young rats causes a persistent reduction in the density of striatal dopamine transporters. *J. of Child and Adolescent Psychopharmacology* 11 (2001) 15–24.

Still, GF.: The Culostian lectures on some abnormal psychical conditions in children. *Lancet* i. (1902) 1008-1012

Wegerer, V., Moll, GH., Bagli, M., Rothenberger, A., Rüther, E., Hüther, G.: Persistently increased density of serotonin transporters in the frontal cortex of rats trated with fluoxetine during early juvenile life. *J Child Adolesc Psychopharmacol* 9 (1999) 13-24.

Winterfeld, KT., Teuchert-Noodt, G., Dawirs, RR.: Social environment alters both ontogeny of dopamine innervation of the medial prefrontal cortex and maturation of working memory in gerbils (Meiones unguiculatus*). J. Neurosci. Res.* 52 (1998) 201-209.

9. Summary

A critical reassessment of the neurobiological »abnormalities« observed in the brain of ADHD-children and of the assumed actions of psychostimulants (Ritalin®)

Various alterations of neurobiological parameters were found in the brains of ADHD-patients by neurochemical and neurophysiological measurements, and (more recently) by the use of brain imaging techniques. Often these »abnormalities« are considered as neurobiological causes of ADHD and inserted into a chain of biological arguments starting with a genetic defect of dopaminergic transmission and ending with the necessity to correct this deficit by the administration of ritalin.

In the present contribution, this traditional chain of arguments is seriously questioned and several findings are presented which do no longer fit into this old concept. A novel developmental model is proposed, according to which a dopaminergic hyperinnervation in distant projection fields of the dopaminergic nuclei is responsible for the increased alertness and drive of ADHD children during early life. Most of the neurobiological »abnormalities« seen in the brains of ADHD-patients at older ages would than appear as secondary, use-dependent adaptive modifications, i.e. consequences rather than causes of the disorder.

Based on this model, clear predictions can be made about the role of inborn vulnerabilities, about the consequences of overstimulation during early childhood and, last not least, about the acute actions and the possible long-term consequences of psychostimulant administration.

Gerald Hüther, Psychiatrische Klinik der Universität Göttingen, Von-Siebold-Str. 5, D-37075 Göttingen

Gabriele Häußler/Hans Hopf
Frühe Faktoren in der Ätiologie von Ruhelosigkeit, Hyperkinese und Unaufmerksamkeit[1]

1. Übersicht

In den vergangenen Jahren kam es zum inflationären Gebrauch der Diagnose HKS, ADS bzw. ADHD, was auch eine gesellschaftliche Funktion zu erfüllen scheint. In der Regel wird dieses Krankheitsbild rein medizinisch erklärt und behandelt; psychoanalytische Therapien gelten nicht selten sogar als kontraindiziert. Dies, obwohl als gesichert gelten kann, dass dieses Störungsbild multifaktoriell bedingt ist und viele als HKS (ADS oder ADHD) diagnostizierte Krankheitsbilder ausschließlich psychodynamisch zu erklären sind. Anhand des Falles eines früh traumatisierten Jungen mit psychiatrisch diagnostiziertem HKS wird aufgezeigt, welche strukturellen Defizite und Konfliktdynamiken zugrunde liegen und aufgearbeitet werden müssen. Psychoanalytische Theorien zum HKS werden diskutiert.

2. Einleitung

Wir wollen zu Beginn einen Text zitieren, von einer bekannten Kinder- und Jugendpsychiaterin verfasst:
»Wohl selten sind die Entwicklungsbedingungen der Kinder so unruhig und ungeordnet gewesen wie in den vergangenen zehn oder gar fünfzehn Jahren. ... Jeder Lehrer klagt über die nicht zu bändigende Wildheit und motorische Unruhe der prozentual stark hervortretenden sogenannten ›Störer‹. Die Hoffnung, dass man mit einfachen, billigen, leicht zu handhabenden Maßnahmen diese so störend unruhigen Kinder zur Ruhe bringen möchte, wird immer wieder ausgesprochen. Dass diese Hoffnung kaum verwirklicht werden kann, leuchtet von selber ein, wenn man nur einen

---

[1] Der für diese Veröffentlichung überarbeitete Vortrag wurde auf der siebten Konferenz der VAKJP-Arbeitsgemeinschaft für Wissenschaftlichen Austausch am 3.2.2001 in Frankfurt a. M. gehalten. Das dort vorgestellte Fallbeispiel findet sich in dem Buch von Evelyn Heinemann/Hans Hopf: *Psychische Störungen in Kindheit und Jugend*. Das in diesem Beitrag veröffentlichte Fallbeispiel stammt von Gabriele Häußler.

kurzen Augenblick der Bemühung darauf verwendet, die Kinderschicksale solcher ›Störer‹ wirklich zu überdenken.« (S. 279)
Dieser Text wurde zum ersten Mal 1954 veröffentlicht und stammt aus dem Longseller *Psychogene Erkrankungen bei Kindern und Jugendlichen* von Annemarie Dührssen. Die von ihr erwähnten unruhigen Kinder mit den bewegenden Schicksalen sind die während des Zweiten Weltkriegs und danach geborenen Kinder. Unruhige Kinder stellten schon immer hohe Anforderungen an die Pädagogen, auch ehe es die drei Buchstaben ADS gab. Dührssen hat über Kinder einer Epoche geschrieben, die ihre Väter nicht erlebt hatten; diese waren als Soldaten im Krieg, lange in Kriegsgefangenschaft oder sogar gefallen.
Doch zurück in die heutige Zeit.
Ehe wir jedoch zum eigentlichen Anliegen dieses Artikels, dem psychoanalytischen Verstehen des HKS kommen, braucht es eine Vorbemerkung.

2.1 Alles ist ADS!

In der Vergangenheit wurden analytische Kinder- und Jugendlichen-Psychotherapeutinnen und -psychotherapeuten von Eltern als anerkannte Fachleute wegen neurotischer oder psychosomatischer Symptome ihrer Kinder konsultiert, und von den probatorischen Sitzungen bis zur Therapie entwickelte sich alles wie bekannt.
In den vergangenen Jahren wurden wir jedoch immer häufiger von Eltern wie folgt gefragt: »Ich habe ein ADS-Kind. Verstehen Sie etwas davon?« Anfänglich waren wir in der Tat irritiert, ehe wir durchschauten, dass es sich auch um eine Identifikation mit dem Aggressor handelte, weil die Eltern fürchten, vom Therapeuten angegriffen zu werden. Verstanden wir wirklich etwas davon? Dicke Bücher existieren, hunderte von Zeitschriftenaufsätze über alle möglichen genetischen und neurophysiologischen Ursachen, die wir lediglich zu einem geringen Teil gelesen hatten.
Informiert wurden die anrufenden Eltern in der Regel allerdings nicht aus Fachbüchern, sondern vom Fernsehen, von Vorträgen, Berichten in Zeitungen, die etwa wie folgt lauteten:
»Kinderarzt R. sprach über das hyperkinetische Kind. Ursache sei nicht die Umwelt, sondern die Genetik. Diese Kinder zappelten, weil sie durch ihre Bewegung sich selbst ständig in Schwung halten müssten. Dies sei eine verzweifelte Selbsttherapie eines konzentrationsgestörten Kindes. ... Hilfe vom Arzt sehe so aus, dass er dem Kind das eigene Aufputschen durch Zappeln abnehme, indem der Blutdruck und Puls geringfügig medikamentös gesteigert werden. Diese Medikamente seien zur Zeit das beste

Mittel für hyperaktive Kinder. Diese bräuchten keine lange und teure Psychotherapie, die nur dem Therapeuten nütze, betonte Kinderarzt R.« (*Badische Zeitung* vom 13.4.2000) Kinderarzt R. ist übrigens ein ausgebildeter Kinder- und Jugendlichenpsychotherapeut.
Abgesehen davon, dass dies die eleganteste euphemistische Umschreibung für Ritalin ist, die wir je gelesen haben: So weit, so schlecht! Was geschah hier und was geschieht derzeit überall?
Unruhe ist – wie die Angst – eine ubiquitäre wie unspezifische Verhaltensweise. Unruhe existiert bekanntlich in allen denkbaren Variationen, von der leisesten neurotischen Unruhe bis hin zu Störungen mit eindeutig organischen Ursachen und auf dem unterschiedlichsten Strukturniveau. Zumeist findet augenblicklich das folgende statt: Alle Unruhezustände, alle Aufmerksamkeitsprobleme, egal welcher Herkunft, werden in einen Topf geworfen. Dieser Topf wird mit einem Deckel versehen, auf welchem in warnender Schrift »ADS« steht. Ist diese sogenannte Diagnose einmal ausgesprochen, besteht ein Verbot, über mögliche psychodynamische Verursacher nachzudenken, denn von jetzt an ist der kleine Patient ein eindeutig diagnostiziertes ADS-Kind. Jetzt ist – scheinbar – sicherer empirischer Boden erreicht.
Dabei sollte der Diagnostiker überprüfen, ob ein *abnormes* Ausmaß von Unaufmerksamkeit, Überaktivität und Unruhe, *situationsübergreifend* und einige Zeit *ausdauernd*, nicht durch andere Störungen wie Autismus oder eine affektive Störung verursacht vorliegt (vgl. Dilling, H. et al., 1994). Wird im allgemeinen eine mögliche *affektive Störung* ausreichend berücksichtigt? Wird versucht, sie auch *psychodynamisch* zu begreifen? Wir können das in der Regel nur selten erkennen.
Vielmehr haben wir heute Verhältnisse wie in einem Tollhaus: Erzieherinnen und Lehrer verlangen von den Eltern, ihren Kindern Ritalin verschreiben zu lassen, weil sie ansonsten in der Schule nicht mehr tragbar wären. In jenem Therapiezentrum, in welchem einer der Verfasser arbeitet, wurde im vergangenen Jahr fast nur noch wegen 8-10-jähriger Jungen mit – angeblichem – ADS um Therapieplätze angefragt. Gerspach (2001) hat über die wundersame Vermehrung der Diagnose ADS sehr trefflich das folgende geschrieben: »Es bleibt unverständlich, warum die sonst so akribisch nach Exaktheit rufende Gilde der organopathologisch orientierten Fachleute so gerne ignoriert, dass die Prävalenz für einen medizinischen Befund im Sinne der klassischen Noxe HKS lediglich bei etwa 1 oder 2 Prozent liegt (Linderkamp, 1998; Steinhausen, 1996; Esser et al., 1992). Es sei denn, wir nehmen eher affektive Entlastungswünsche für Pädagogen wie Eltern als Begründung dieser Fehlleistung her.« (S. 54)

Wir möchten an dieser Stelle festhalten: Es gibt durchaus Kinder mit einer vorhandenen Disposition und Vulnerabilität. Das medizinisch umschriebene Hyperkinetische Syndrom mit organischer Verursachung existiert, und Ritalin kann vielleicht *in einigen klar diagnostizierten Fällen* hilfreich sein, um etwas Entspannung zu erreichen und um überhaupt therapeutisch arbeiten zu können.

Zumeist wird jedoch nicht verantwortlich diagnostiziert, sondern die schlichte Gleichung aufgestellt: Unruhe = ADS. Das ist dann so, als würde man sagen Angst = Angstneurose. Die Leitlinien der Deutschen Gesellschaft für Kinder- und Jugendpsychiatrie und -psychotherapie zur Diagnostik von Hyperkinetischen Störungen kommen jedenfalls kaum zur Anwendung.

Und eine weitere Überlegung: Helfen dem Kinderanalytiker neurophysiologische Erklärungen, das Hyperkinetische Syndrom besser zu verstehen? Haben die Erkenntnisse der Schlafforschung geholfen, um den Traum besser für die psychoanalytische Therapie nutzen zu können? Werden wir uns, wenn wir ein asthmakrankes Kind in kinderanalytische Behandlung nehmen, mit den Lungenfunktionen befassen müssen? Informationen des untersuchenden Kinderpsychiaters können uns sicherlich dazu verhelfen, die Symptomatik genauer zu erfassen und die Prognose besser einzuschätzen. Ansonsten tragen Mitteilungen über die neurophysiologischen Zusammenhänge *nichts* zum psychoanalytischen Verstehen der unbewussten Konflikte eines hyperkinetischen Kindes bei.

2.2 Monokausale Erklärungsversuche haben eine Funktion

Wir haben mittlerweile die von Horst-Eberhard Richter (2000) beklagte Situation, dass die naturwissenschaftliche und die psychosoziale Medizin wieder auseinanderdriften. Oder war das letztendlich noch nie anders?

Wer sich lange genug in der Psycho-Szene aufhält, weiß, dass auch hier, wie in allen gesellschaftlichen Bereichen, Strömungen und Moden kommen und gehen: Urschrei und Festhalten, wir haben alles gut überlebt.

Viele werden sich noch an die erethischen Kinder erinnern. In den 60er Jahren war es die Diagnose »minimale cerebrale Dysfunktion«, kurz MCD genannt. Hier wurden cerebrale Schädigungen vermutet, ohne diese nachweisen zu können. Die MCD verknüpfte Verhaltensauffälligkeit mit Hirnschädigung und lenkte damit den Blick fort von den psychischen Verursachungen oder Mitverursachern. An diese Stelle ist heute die ebenfalls medizinisch orientierte Diagnose ADS (Aufmerksamkeits-Defizit-Syndrom) oder ADHD getreten, die gleichfalls wenig zu einem psychodynamischen

Verständnis beiträgt (vgl. Heinemann/Hopf, 2001). Und wir sind uns sicher, dass sich Aufruhr und Geschrei um das ADS wieder legen und neuen Diagnosen und Therapien Platz machen werden.
Welche gesellschaftliche Funktion haben solche monokausalen Erklärungsversuche? Sie erscheinen wissenschaftlich unangreifbar, sind unkompliziert und bieten – im Gegensatz zur Psychoanalyse – einfache, überschaubare Behandlungen an. Sie sind auch darum so populär, weil sie die Beziehungspersonen entlasten. Das sollte uns allerdings auch zum Nachdenken nötigen. »Belasten« Psychoanalytiker die Eltern? Machen wir gelegentlich die Mutter zur wütenden Medea, zur Krankmacherin oder Vergifterin ihrer Kinder? An dieser Stelle sollten wir bei uns selbst Kritik üben und immer wieder unseren Umgang mit den Bezugspersonen reflektieren. Andererseits ist das Kind das schwächste Glied der Kette. Es scheint uns bedenklich, mag es »kleiner Tyrann« oder ADS heißen, wenn alles Kranke in das Kind hineinverlagert, das Kind zum Behinderten gemacht und nicht mehr die gestörte Beziehung gesehen wird.
Wir wollen im folgenden die Hyperkinetische Störung als ein psychosomatisches Geschehen ganzheitlich betrachten und verstehen. Wir werden dieses Syndrom darum psychodynamisch begreifen, wobei wir selbstredend mehr oder weniger starke organische Beteiligungen, die von einem Diagnostiker festgestellt wurden, wie bei anderen neurotischen und psychosomatischen Erkrankungen auch, in unsere Betrachtungen und vor allem in die prognostischen Einschätzungen einbeziehen werden. Wir werden uns bei der Falldarstellung auf die Beschreibung der Arbeit mit dem Kind beschränken; es soll in erster Linie um das psychodynamische Verstehen gehen, weniger um den behandlungstechnischen Umgang.

3. Fallbeispiel

3.1 Anamnese

Der bei Behandlungsbeginn 10-jährige Patient, den ich hier Tobias nennen möchte, kommt auf Empfehlung eines Allgemeinarztes zu mir, weil seine Mutter in Sorge ist wegen der Einnahme des Medikaments Ritalin, das er seit ca. sechs Monaten bekommt. Die Mutter möchte ihm eine Aufarbeitung der seiner Störung zugrunde liegenden Konflikte ermöglichen. Dieser Wunsch der Mutter ist ein für die Psychotherapie hyperkinetischer Kinder eher ungewöhnlicher Ausgangspunkt.
Im Erstgespräch mit der Mutter erfahre ich von einer zunächst problemlo-

sen Schwangerschaft, die jedoch sechs Wochen vor dem errechneten Termin nach Blutungen und vorzeitiger Plazentaablösung durch einen Not-Kaiserschnitt beendet werden musste. Die statomotorische und sprachliche Entwicklung des bei der Geburt 2260 g schweren Kindes setzte eher verspätet ein, verlief dann jedoch problemlos: Tobias krabbelte nur wenig, lief mit 24 Monaten frei und begann spät zu sprechen. Mit drei Jahren – zu diesem Zeitpunkt war seine Sauberkeitsentwicklung weitgehend abgeschlossen – besuchte er zunächst eine Kinderspielgruppe, mit 3½ Jahren dann den Kindergarten, wo er anfangs heftige Trennungsängste zeigte.

Bereits der Lebensstart des Jungen verlief hochproblematisch: Nach der vorzeitig durch Kaiserschnitt beendeten Schwangerschaft, woraufhin Tobias eine Nacht im Inkubator verbringen musste, konnte ein Zusammentreffen von Mutter und Kind erst nach 2-3 Tagen erfolgen. Das Stillen bereitete Probleme und wurde schnell aufgegeben: Tobias trank zu wenig und musste zunächst durch eine Nasensonde ernährt werden. Ernährungsprobleme erforderten für Tobias einen dreiwöchigen Krankenhausaufenthalt. Tobias war ein sogenanntes »Schreibaby«. Virusinfekte, Ernährungsprobleme (Milchunverträglichkeit), Durchfälle und Blähungen durchzogen sein ganzes erstes Lebensjahr. Mit zwei Jahren musste er sich unter Notfallindikation und unter Resistenz des Narkosemittels einer Tonsillektomie unterziehen. Von da an prägten Unfälle und lebensbedrohliche Ereignisse, die das Kind immer wieder notfallmäßig in Arztpraxen führten, seine Entwicklung. Wegen Schlafstörungen und Albträumen erfolgte mit drei Jahren die erste kinderpsychiatrische Untersuchung.

Als Tobias vier Jahre alt war, trennten sich die Eltern, nachdem es zu aggressiven Ausbrüchen des Vaters infolge Alkoholmissbrauchs gekommen war; ein Jahr später kam es zur Scheidung. Mit seiner zwei Jahre älteren Schwester war Tobias nun, da die Mutter arbeiten musste, bei einer Tagesmutter untergebracht. Auch erfolgten in den ersten Jahren nach der Trennung drei Umzüge. Der Kontakt zum Vater blieb sporadisch, unregelmäßig und für Tobias wenig zuverlässig und berechenbar.

Tobias wurde mit 6½ Jahren eingeschult. Am Ende der ersten Klasse wurden in der Schule Schwierigkeiten manifest: Tobias brachte keine Hausaufgaben, er zeigte sich aufsässig, frech und lief während des Unterrichts im Klassenzimmer herum; auch war seine Schrift unleserlich. Diese Auffälligkeiten verstärkten sich in der zweiten und zu Beginn der dritten Klasse, was zu immer häufigeren und schließlich fast täglichen Anrufen mit Beschwerden durch Lehrpersonal bei der Mutter führte. Eines Tages wurde er vom Schulausflug ausgeschlossen, und als Tobias Verhalten daraufhin eskalierte – er im Zorn mit Tischen und Stühlen um sich warf –, kam es zum Schulverweis mit einer Empfehlung an die Sonderschule für Erziehungshilfe. Es erfolgte die Noteinweisung in eine stationäre kinder- und jugendpsychiatrische Einrichtung, wo er sechs Wochen verweilte. Nach seiner Rückkehr setzte sich die Kette der Notfallmaßnahmen auf der Ebene Schule-Jugendamt-Psychiatrie fort.

Tobias lebt inzwischen in einer Wohngruppe auf der Basis der freiwilligen Erziehungshilfe. Drei Monate nach Beginn der ambulanten analytischen Kinderpsychotherapie wurde er in die Realschule umgeschult. Die etwa sechs Monate vor Beginn der analytischen Kinderpsychotherapie durch eine kinder- und jugendpsychiatrische Klinik aufgrund der Diagnose HKS und Rechtschreibstörung eingeleitete medikamentöse Behandlung mit Ritalin wird noch fortgeführt und regelmäßig kinderpsychiatrisch kontrolliert.

Die Mutter des Patienten entstammt einer Ehe, die, als die Mutter 12 Jahre alt war, geschieden wurde. Der Vater der Mutter war Alkoholiker. Der vier Jahre jüngere Bruder der Mutter ist polytoxikomanisch. In einem späteren Gespräch erfahre ich, dass auch die Mutter des Patienten alkoholkrank ist und seit ihrem 14. Lebensjahr trinkt. Der ebenfalls suchtgefährdete Vater des Patienten lebte nach der Scheidung bei einer anderen Frau, von der er kurz nach Therapiebeginn des Patienten verlassen wird, woraufhin er sich wieder für seine beiden Kinder aus zweiter Ehe zu interessieren beginnt.

In einem vor Therapiebeginn stattfindenden Gespräch mit dem Erzieher der Wohngruppe wird von »Aussetzern« mit aggressivem Verhalten berichtet, was für andere Kinder nicht aushaltbar sei. Seit Gabe des Medikamentes habe Tobias nur noch »kleine Aussetzer«, z.B. wenn er sich über Kleinigkeiten ärgere oder nach einem Streit sich unter den Tisch verkriecht, seine Ämter verweigert usw.

3.2 Probatorische Sitzungen

Zu den probatorischen Sitzungen kommt ein blonder und schlanker, einerseits frühreif und andererseits noch sehr kindlich wirkender Junge. Er kann sehr genau sagen, weshalb er kommt – »meine Ausraster: weiß gar nicht mehr, was ich tu'« – und dass seine Erwartungen sind, kein Medikament mehr nehmen zu müssen. Er malt einen breitstämmigen Baum, dessen Stamm – an dem er viel radieren muss – ein großes Ungleichgewicht aufweist. Von den prügelartig und abgeschnitten wirkenden Ästen hängen ganz verloren einige Früchte herunter. Hierbei wird schnell deutlich, wie unsicher sich der Patient fühlt und wie wenig Kohärenz sein Selbst aufweist, wie sehr er sich in seiner Individuations- und Autonomieentwicklung gehemmt und blockiert fühlt. Ein Übergewicht in der rechten Kronenhälfte, auch was die Früchte betrifft, und eine sehr spärliche linke Kronenhälfte weisen auf die Enttäuschungen im mütterlichen Bereich und hohe Erwartungen und Sehnsüchte an den väterlichen Bereich hin. In einem Sandbild, dem er den Titel »Die Wanderer im Tierpark« gibt, zeigt er – prospektiv –, was er sich von einer therapeutischen Behandlung erhofft, wenn die beiden »Wanderer«, nachdem sie weit gewandert sind, schließlich bei den »sehr gefährlichen« Tieren – Schlangen, Krokodile, Eisbären – ankommen. Auch erzählt Tobias bereits in der ersten probatorischen Sitzung einen Traum: »Da war ein Feuermann. Der hatte ein Feuerschwert. Der war ganz aus Feuer. Auch das Schwert war aus Feuer.« In der zweiten probatorischen Sitzung entdeckt er die Armbrust und beginnt wie wild zu schießen. Wenn er in der »Familie in Tieren« dann sich selbst als Schlange darstellt, die »manchmal so gemein« sei, wird deutlich, wie sehr ihm doch daran gelegen ist, seine aggressiven Anteile in Zaum zu halten. Mich bei einem Regelspiel nun über das Spielfeld jagend, so dass ich mich ihm hilflos ausgeliefert und ohnmächtig fühle, werden einerseits seine sadistischen Angriffe spürbar, andererseits seine frühkindlichen existentiellen Gefühle und Ängste von Bedrohtheit vor den bösen Verfolgern. Er lässt mich nun auch wissen, dass er Spannungen schwer aushalten kann und dann eben die Fingernägel abkaue. Seine Angst vor bösen Verfolgern wird auch in einem Sandbild in einer späteren probatorischen Sitzung spürbar, wo Schlangen »böse« gucken, weil sie sich vor einem »im Sturzflug« runterfliegenden Vogel fürchten – wohl ein Bild, in welchem die Heftigkeit und Unberechenbarkeit seiner ihn belastenden Symptomatik verborgen scheint.

3.3 Psychodynamische Überlegungen vor Behandlungsbeginn

Intrauterine Blutungen, vorzeitige Plazentaablösung und zu frühes Geborenwerden durch Notkaiserschnitt lassen eine frühe Ambivalenz der Mutter ihrem Kind gegenüber erahnen. Die in der Not überstürzten Ereignisse dürften dazu geführt haben, dass das ohnehin bereits vorbelastete pränatale Geschehen nach der Geburt seine Fortsetzung fand. Auftauchende Alkoholprobleme des Vaters und die ohnehin für die Mutter schwierig zu meisternde und sie überfordernde Situation haben bei ihr Gefühle von narzisstischer Kränkung hervorgerufen, aber auch Verzweiflung und Wut, wodurch der frühe Mutter-Kind-Dialog weiterhin beeinträchtigt wurde. Reaktionen des Kindes hierauf waren Milchunverträglichkeit, Ernährungsprobleme, unentwegtes Schreien, d.h. das bereits pränatal verunsicherte Kind fühlte sich nun erst recht in seiner Existenz bedroht, fand nicht mehr zur Ruhe. Gründe hierfür wurden damals schon ausschließlich im somatischen Bereich gesucht, Konflikthaftes wurde verleugnet. Die anwachsend krisenhafter werdende Beziehung zwischen Mutter und Vater ließ eine atmosphärische Entspannung nicht mehr zu; auch konnte die Mutter durch den Vater keine Unterstützung und Tobias keine triangulierende Hilfe erfahren. Mit derart ungünstigen Voraussetzungen trat Tobias in labilem psychischem Zustand in die anale Phase, wo er den Anforderungen bezüglich Differenzierung und Separation auf der einen, Expansion und Individuation auf der anderen Seite nicht in notwendigem Maße nachkommen konnte. Die auffallend vielen lebensbedrohlichen Ereignisse und Unfälle, die ärztliche Notmaßnahmen erforderlich machten, sind ein auffälliges Indiz für eine deutliche Aggressionsproblematik auf der einen und starke Regressionswünsche des Kindes auf der anderen Seite. Eine erhebliche Ungetrenntheit zwischen Mutter und Kind wurde auch deutlich beim Eintritt in den Kindergarten, wo es bei Tobias zu empfindlichen Trennungsreaktionen gekommen war. Diese Empfindlichkeit und Ungetrenntheit zwischen Mutter und Kind wurde durch die Trennung und Scheidung der Eltern sowie mehrere Umzüge in der nachfolgenden Zeit noch verstärkt. Der Verlust des Vaters bedeutete für Tobias eine erneute tiefe Kränkung, denn schließlich fehlte der Vater nun als Identifikationsobjekt. Anstelle einer Separierung und Ablösung von der Mutter erfolgte nun inzestuösverstricktes Anklammern. Tobias konnte später in der Schule in Spannungssituationen nur mit Unruhe, Getriebenheit und Triebdurchbrüchen reagieren. Dies war ein deutliches Zeichen dafür, dass er sich für Triebspannungen nie ein anderes Regulativ aneignen konnte, als die sofortige Spannungsabfuhr, was wiederum auf den ganz frühen, im ersten Lebensjahr fehlgelaufenen Dialog hinweist, als die Mutter den Spannungen ihres Kindes nicht in adäquater Weise – z.B. mit sog. »rêverie« (vgl. Bion, 1990) – begegnen konnte. Hinter seiner Unruhe verbirgt sich das Abgewehrte (vgl. Heinemann/Hopf, 2001, S. 150): seine frühen, existenziell bedrohlichen Ängste, die depressive Verarbeitung von Trennung und Verlust, die inzestuös-bedrohliche Beziehung zur Mutter mit Ängsten vor dem Verlust der Geschlechtsidentität und der ambivalente Konflikt zwischen Verschmelzungswünschen mit der Mutter einerseits und seinen Individuationswünschen andererseits. Seine Unruhe und sein auffälliges, getriebenes, aggressives Verhalten haben somit den Charakter der somatischen Abwehr seiner früher Ängste und Konflikte. Durch motorische Getriebenheit und Unruhe erhält Tobias die Beziehung zu sich auf der körperlichen Ebene aufrecht, während er auf der psychischen Ebene die schwer aushaltbaren Gefühle abspalten muss. Seine psychischen Konflikte wurden somit von Anfang an, und später immer deutlicher, in motorische Verhaltensweisen überführt und unkenntlich gemacht; damit wurde auch jede Form von Konflikthaftigkeit vor der Umwelt verborgen gehalten (vgl. Stork, 1993). Auch das Nirgends-Ankommen und ständig Weitergereicht-Werden des Jungen von einem »Helfer« zum andern scheint die Wiederholung eines frühen Geschehens, der frühen Ambivalenz zu sein. Insofern haben die vielen bisher zu Rate gezogenen Experten die bereits früh entgleiste Beziehungskontinuität weitergeführt. Daher ist es für Kinder wie Tobias so wichtig, nach einem labyrinthartigen Weg durch die verschiedenen Institutionen endlich in einer längerfristigen psychotherapeutischen Behandlung Fuß zu fassen, sich angenommen, gehalten und wertgeschätzt zu fühlen.

3.4 Bericht über den Verlauf der analytischen Psychotherapie (bisher 65 Sitzungen)

In den ersten Sitzungen seiner Behandlung holt sich Tobias immer dieselben Spiele, in denen es um das Herstellen und Ausbalancieren von Gleichgewicht geht: Ein Zuviel oder Zuwenig würde »Fallen« oder sogar den »Zusammenbruch« auslösen. Mehr und mehr erobert er sich den Raum. Wegen einer häufig laufenden Nase und dem Unvermögen, sich selbst gut mit Taschentüchern auszustatten, bedient er sich ständig – ungefragt und blitzschnell – bei meinen Taschentüchern, so als seien diese selbstverständlich auch seine. Damit zeigt er mir, dass er sich auf einer sehr frühen Stufe der Ungetrenntheit befindet. Für mich ist es eine Selbstverständlichkeit, ihm dies zu gewähren. Ich habe den Eindruck, dass Tobias dabei auf die Stufe der Körperfunktionen regrediert und bei seiner Therapeutin das Gefühl, bedingungslos gebraucht zu werden, herausfordert. Wenn ich mich dabei in der Gegenübertragung gleichzeitig auch parasitär besetzt fühle, ist dies ein deutlicher Hinweis auf früh entgleiste Dialoge zwischen einer überforderten, sich ohnmächtig fühlenden Mutter und ihrem von ihr abhängigen und ihre Identifizierungsmöglichkeit herausfordernden Säugling. Entgegen seiner Primärerfahrung, als sogenanntes »Schreibaby« unsagbare Ängste erlebt zu haben, die sich auf Körperfunktionen und Muskeltonus ausgewirkt und zu unruhigem Verhalten geführt haben, kann er sich nun in der Übertragung in einer haltenden und fördernden Beziehung wiederfinden. Dies führt schließlich zu zahlreichen Versuchen, das Gesuchte und nun Gefundene zu symbolisieren, wenn er in seinen Stunden immer wieder – und dies sehr geschickt – das Erlebte mit Ton »in Form« bringt, so erst einen Teller, dann eine Schüssel und schließlich eine Tasse anfertigt, die Form also – parallel zur Übertragungsentwicklung – an Festigkeit, Geschlossenheit und damit Sicherheit, Halt und Schutz Gestalt annehmen kann. Seine fast getriebene Begeisterungsfähigkeit, dieses erdhafte Material zu verarbeiten, nimmt im Laufe der Behandlung noch deutlich zu. Im Gegensatz zu anderen Kindern braucht er deshalb zum Aufbewahren seiner Produkte bald eine zweite Kiste, und schließlich entstehen Gegenstände, die wegen ihres Ausmaßes von der Kiste nicht mehr gehalten werden können und in einem Schrank aufbewahrt werden müssen. Ich erlebe ihn mit dieser unersättlichen Gier, meinen Ton zu verarbeiten, sehr besitzergreifend und eindringend, spüre dahinter seine unersättlichen Triebwünsche nach unbegrenzter Befriedigung, fühle mich in der Gegenübertragung als Objekt, das unerschöpflich für ihn zur Verfügung zu stehen hat und als von ihm idealisiertes, gutes Objekt introjiziert wird, während Gefühle von Angst und paranoider Verfolgung immer wieder abgewehrt werden.

Über einige Sitzungen hinweg schreit er, mich stark angreifend, im Mensch-ärgere-Dich-nicht-Spiel immer wieder »raus da! – weg da!«, so dass ich mich – projektiv – angegriffen, zerstört und nahezu vernichtet fühle. Wenn er bei solchen Spielen verliert, was natürlich immer wieder vorkommt, reagiert er mit großer Enttäuschung und Kränkung, beendet das Spiel sofort und räumt es mit einer blitzschnellen Flinkheit, auf die ich kaum einzugehen vermag, auf. Als einmal der Spannungsbogen für ihn nicht mehr tragbar ist, wirft er alle Männchen über das Spielfeld und lässt mich Spuren seiner destruktiven Wut erleben, der Wut, die in der Schule und seinem sozialen Umfeld sonst zu den sogenannten »Ausrastern« geführt hatte. Destruktive, ja sadistische Impulse sowohl bei den Regelspielen, als auch beim Formen mit Ton, wo er eines Tages eine mühsam geschaffene Form am Ende wieder zerstückelt, zerhackt und verknetet in die Schüssel zurückgibt, zeigen mir, dass seine Verfolgungsangst nun auf dem Höhepunkt ist, er mich in der Übertragung via Projektion als verfolgendes Objekt erlebt, das kontrolliert, verletzt, zerstückelt werden muss.

Stunden mit Spielhandlungen, die destruktiv-verfolgenden Charakter haben, wechseln nun mit Stunden, wo wir uns in stillem, natürlichem Einklang und Wohlbefinden erleben – so z.B. wenn er sich Freundschaftsbändchen oder »Glückssträhnen« anfertigt. Da erlebe ich dann erste Ansätze von gelingender Ich-Integration; ebenso wenn er sich aus Ton ein Namensschild anfertigt. Dann fühle ich mich wieder gejagt und verfolgt, reingelegt und beschämt, auch gestört, wenn er sich beispielsweise nach der Stunde »aus Versehen« noch einmal durch Läuten in Erinnerung bringen muss. Auch fällt mir immer wieder auf, wie er bei seinem flinken Hantieren in meinem Spieleregal die dort stehende Uhr »zufällig« umdreht, so dass wir die Uhrzeit nicht mehr sehen können, seine Zeit hier unendlich werde, Trennung vermieden werden möge.

Während er zu Beginn der Behandlung in seinen meist mit Filzstiften gemalten Bildern seine frühe Angst ausdrückt, greift er im Laufe der Behandlung immer häufiger zu Künstlerkreide, mit der er in zackigen Strichen – meist mit wenig Besorgnis um die bereitgestellten Materialien (Papier, Farben, Tisch, Unterlage) – seine Wut ausdrückt. Wenn er eines Tages meinen Namen zu Papier bringt und sich damit versichert, dass ich, auch in schwierigen Phasen, wo er mich angreifen muss, überlebe, scheint sich langsam der Übergang von der Objektbeziehung zur Objektverwendung zu vollziehen. Dieser Übergang vollzieht sich parallel zu den Sitzungen, in denen er mich attackieren, »fertigmachen« und vernichten muss. Dass er dabei ist, sich das Objekt zu erschaffen, wird auch deutlich in seinem vierten Sandbild in der 56. Sitzung nach Behandlungsbeginn, das er »Stadt auf dem Berg« nennt, und wo er – im Vergleich zu seinen vorherigen Sandbildern sehr geordnet und klar konturiert – aus bunten Steinen einen Weg zu einer kleinen Stadt auf einem Berg, in deren Zentrum eine Kirche steht, baut. Berg und Stadt bilden eine Insel, an der zwei Boote angelegt haben und zu der auch eine Brücke hinführt – eine gelungene Symbolisierung eines tragfähigen, schutz- und haltgebenden therapeutischen Prozesses.

Im Sandkasten, wo er bis dahin einige wenige Bilder angefertigt hat, entsteht eines Tages, ebenso wie beim Spiel mit der Ritterburg, ein Schlachtfeld, auf dem er mit Hilfe von im Doktorkoffer entdeckten Plastikspritzen mit Wasser (= Gift) um sich spritzt, zahlreiche Ritter im Spiel zu Tode bringt und beim Spritzen mit Wasser auch einige Male mich am Bauch trifft, was mich erschreckt. Wenn er sich für dieses Spiel, das er mehrere Sitzungen hintereinander spielt, jedes Mal Plastikhandschuhe anzieht, auf die mitzunehmen er hinterher besteht, erlebe ich sein sadistisches Spritzen auch als ein Ausagieren abgewehrter inzestuöser Phantasien. Andererseits berührt mich das Anlegen der »zweiten Haut«, die er hinterher wieder ablegen kann, bei diesem Spiel besonders (vgl. Bick, in: Hopf, 2000). Dass er hierbei in seinen aggressiv-sadistischen Angriffen sehr weit gegangen ist, wird in der 60. Sitzung deutlich, wenn er einem Plüschhasen aus Stoffresten ganz liebevoll, sorgfältig und mit unermüdlicher Ausdauer ein Kleidchen näht, was bei mir die Assoziation hervorruft, dass der Hase (oder die Angst = Angsthase) eine neue Haut bekommen hat.

Wenn er in der für ihn tragfähigen und haltgebenden therapeutischen Beziehung in der 65. Sitzung, der letzten vor den Sommerferien, mit Künstlerkreide nur schwarze, depressiv und destruktiv anmutende Bilder malt, die er allesamt zerstört, und mir dann zum Abschied droht, dass er nie wieder kommen werde, diese »Scheiß-Therapie« nie gewollt habe, ja »nur freiwillig« hier sei, seine Eltern davon ja auch nichts hielten usw., dann wird mir noch einmal deutlich, wie schmerzhaft und mit Angst besetzt Trennung für ihn ist. Tobias geht aus dieser Sitzung – fluchtartig – ohne Abschied, ohne Blickkontakt am Schluss und lässt mich als die Verlassene spüren, wie bedrohlich-schlimm sich plötzliches Verlassenwerden anfühlt. Er hat somit auf der Übertragungsebene eine Möglichkeit gefunden, sich gegen die fortwährende Unberechenbarkeit der Mutter zu schützen, indem er in mich, via projektiver Identifizierung, alle die damit verbundenen frühen Affekte zum Halten und Verdauen über diese längere Pause hinweg hineingibt, wohl vertrauend, dass ich diese aushalten und entgiften möge. Schwer aushaltbar ist dabei für mich, dass dieser Entgiftungsvorgang – wegen seines blitzartigen Fliehens, wo er für mich mit Worten kaum mehr erreichbar ist – nur auf einer überwiegend mentalen Ebene stattfinden kann.

Die Behandlung dauert noch an. Die Bezugspersonen berichten, dass Tobias etwas ruhiger geworden ist. Verringert haben sich seine Wutanfälle, der Junge kann Spannungen etwas besser aushalten. In der Schule zeigt er durchschnittliche bis gute Leistungen und ist, auch von seinem Verhalten her, tragbar geworden. Ständige Irritationen und Beziehungsabbrüche durch Mutter und Vater, auch während des Behandlungsverlaufs, schmälerten die durch die Therapie bewirkten Entwicklungsschritte.

3.5 Interpretation

Es handelt sich bei Tobias um eine tiefgreifende narzisstisch-depressive Störung auf mittlerem Strukturniveau. Vor allem in der Anfangsphase der analytischen Behandlung war ich für Tobias ein Objekt, das er einerseits stark idealisierte, das andererseits bedingungslos für ihn da zu sein hatte und dessen Aufgabe es war, seine primitive »erbarmungslose Beziehung« (Winnicott, 1945, S. 72) selbstverständlich anzunehmen und auszuhalten. Dadurch, dass es mir möglich geworden war, mich mit Tobias zu identifizieren, konnte dieser auf das Niveau der absoluten Abhängigkeit regredieren. Dieses Niveau war in der Phase erreicht, wo er, seine frühen Affekte durch unkoordinierte somatische Reaktionen abreagierend, sich auch in Körperfunktionen von mir versorgt wusste, ungeniert zu meinen Taschentüchern griff, nicht mehr unterscheiden konnte zwischen Mein und Dein bzw. Ich und Du. Diese Regression auf ein somato-psychisches Niveau, wo Körperfunktionen vermehrt ins Fließen kommen konnten und er damit bereits auf dieser frühen Ebene das Fliehen in die Bewegung deutlich machte, symbolisierte gleichzeitig das In-Fluss-Kommen eines guten Prozesses, das Fließen seelischer Energie. Auffallend war, dass Tobias immer dann zu meinen Taschentüchern griff, wenn Affekte – und das waren sehr häufig auch positive wie Freude – ihn zu überschwemmen drohten. Diese Affekte musste er dann motorisch abführen. In der Übertragung dürften wir uns damit auf der Stufe bewegt haben, wo er als Säugling seine frühen, unverstandenen und nicht entgifteten Affekte durch eine verstärkte Körperwahrnehmung und somatische Reaktionen – in diesem Falle Schreien, aber auch Ernährungsprobleme – kompensiert hat. In der therapeutischen Beziehung war es dann meine Aufgabe, seine projektiven Identifizierungen im Bionschen Sinne aufzunehmen und zu entgiften. Erstaunlich ist, dass Gedanken wie die bereits 1962 von Winnicott formulierten in der Diskussion um das Hyperkinetische Syndrom so wenig Beachtung finden.[2]

Das von Tobias über viele Stunden hinweg bevorzugte Verarbeiten von Ton – diesem erdhaften, dem mütterlichen Bereich zuzuordnenden Material – war der gelungene Versuch, seine innere Wirklichkeit mit der äußeren Welt zu verbinden (vgl. Bovensiepen, 2001, S. 10ff.). Die dabei in seinem Erleben befriedigte Gier – die bei mir in der Gegenübertragung Gefühle, ausgesaugt und ausgeraubt zu werden, auslöste – eliminierte wohl seine Verfolgungsangst und diente in dieser Phase der Angstabwehr. Objekt und Gefühle waren somit gespalten – Idealisierung der Therapeutin und omnipotente Gefühle ihr gegenüber waren dabei die vorherrschenden Mechanismen. Ich erlebte Tobias in dieser anwachsenden Gier von seinen oralsadistischen Impulsen getrieben. So waren seine zahlreichen Symbolisierungsversuche aus Ton eine Mischung aus Liebe und Hass – Liebe, wenn ich seine Produkte auch als »Geschenk« annehmen und erleben konnte, und Hass, wenn ich mich von ihm in der Gegenübertragung ausgesaugt und ausgeraubt, nahezu beschädigt fühlte und immer wieder damit zu tun hatte, destruktive und liebende Kräfte im Gleichgewicht zu halten. Auf die Bedeutung dieses Gleichgewichts hatte Tobias ja bereits in den ersten Sitzungen durch seine Spiele auf der Symbolebene hingewiesen. Durch die haltende und gleichzeitig entgiftende therapeutische Beziehung konnte dieses Gleichgewicht gehalten werden, Tobias mehr und mehr Kontrolle

---

[2] »Es kann also ein sehr früher Faktor vorhanden sein (der von den ersten Tagen oder Stunden des Lebens an besteht), der zur Ätiologie von Ruhelosigkeit, Hyperkinese und Unaufmerksamkeit gehört (die später als Konzentrationsschwäche bezeichnet wird).« (Winnicott, 1962a, S. 78). Vgl. auch Titel!

über sein triebhaftes Agieren bekommen.
Die parallel zu diesen kreativ-schöpferischen Tätigkeiten sehr anstrengenden Spielsequenzen, wo er mich mit seinen ungesteuerten triebhaftdestruktiven Impulsen kommandierte, anschrie, bekämpfte und zu vernichten drohte, erlebte ich als Phasen deutlicher Desintegration mit Durchbrüchen der motorischen Kontrolle. Die paranoide Angst vor den bedrohlichen Verfolgern war nun so stark, dass er auf dem Höhepunkt dieser Angst beim Kneten und Formen mit Ton seine Zerstückelungsphantasien agieren musste. In der zuweilen überschießenden Motorik und den triebhaften Affektdurchbrüchen wurden sowohl die frühen Irritationen als auch die während der Behandlung erfahrenen Beziehungsabbrüche durch Vater und Mutter unkenntlich gemacht. Wie gefährlich-verschlingend die nicht zur Trauer fähige und deshalb ihren Sohn als Partnerersatz benützende Mutter für Tobias war und noch immer ist, ließ sich aus den mit viel Wasser erzeugten Spiel- und Spritzsequenzen erspüren, in denen er einerseits zunächst Bewunderung erwartete, dann seine inzestuösen Ängste und Phantasien zeigte, und mir andererseits mit deutlich hyperphallischem Gebaren gegenübertrat. Auch das Oszillieren zwischen seinen inzestuösen Phantasien, mit der Mutter verbunden zu sein, und der immer wieder erlebten Realität, von ihr verlassen bzw. fallengelassen zu werden, schien mir ein wesentlicher Faktor seiner Unruhe zu sein, d.h. er agierte dieses Oszillieren auf der körperlichen (motorischen) Ebene. Und der Körper scheint bei ihm, gerade durch den fehlenden Vater und die inzestuöse Gebundenheit an die Mutter, übermäßig besetzt zu sein.
Wenn Tobias in der letzten Sitzung vor den Sommerferien mich beschimpfend sein Abhängigkeitsgefühl und seine Wertschätzung mir gegenüber verleugnet, sein Gerne-Kommen umkehrt in »Nie-wieder-Kommen«, ist dies auch eine Form manischer Abwehr (vgl. Winnicott, 1935, S. 244ff.), die er gegen die Beziehung zwischen Selbst und Objekt bzw. gegen das geschätzte Objekt einsetzen muss, um seine Verlustangst und die mit dieser Trennung verbundenen schmerzhaften Gefühlsregungen in Schach halten zu können. Er zeigt damit, dass er mit depressiver Angst noch nicht umgehen kann.

4. Theoretische Überlegungen

Wir wollen im folgenden einige Gemeinsamkeiten herausarbeiten, welche uns bei der Behandlung von hyperkinetischen Störungen aufgefallen sind, ohne dabei allzu plakativ zu werden und allzusehr zu verallgemeinern.

Auffällig und geradezu prototypisch für Kinder und Jugendliche mit diagnostiziertem ADHD-Syndrom erscheint uns, dass schon sehr schnell eine Vielzahl von oftmals unterschiedlich arbeitenden Anlaufstellen aufgesucht wird. Beim zuvor dargestellten Fall »Tobias« begann das Aufsuchen der »Helfer« bereits mit drei Jahren, und diese Kette setzte sich kontinuierlich fort, bis der Junge mit 10 Jahren bereits zwei Aufenthalte in zwei verschiedenen kinder- und jugendpsychiatrischen Kliniken vorweisen konnte. In diese Kette von Hilfsangeboten sind auch seine zwischen dem dritten und zehnten Lebensjahr zahlenmäßig auffallenden Notfallbehandlungen in Arztpraxen einzureihen. Beide, sowohl diese ärztlichen Notfallbehandlungen, als auch die notfallmäßigen Psychiatrieaufenthalte, entsprechen der Unruhe, die in der Psychodynamik dieses Krankheitsbildes in der Regel liegt. So unterschiedlich und vielfältig die aufgesuchten und eingeschalteten Einrichtungen und Praxen sind, so widersprüchlich und geradezu kontrovers wurden bei Tobias auch die Diagnosen erteilt. So umfasste die Diagnosestellung zwischen dem dritten und zehnten Lebensjahr bei ihm eine ganze Reihe von mehr oder weniger symptomorientierten und die Psychodynamik wenig erhellenden Diagnosen.

Die Tatsache, dass die Symptomatik bei Tobias, wie bei diesen Kindern in der Regel beobachtbar, auch zu auffälligem Verhalten in der Schule führte, brachte es mit sich, dass eine ganze Palette von Schul- und Intelligenztests zur Durchführung kam, was allerdings die Aussagesicherheit von Intelligenz und Schulleistungsvermögen nicht – wie erhofft – erhöhte, sondern durch die Widersprüche in den gemessenen Werten eher in Frage stellte. Auch diese Widersprüche bildeten in sich wieder ein Bild der Unruhe. Bei Tobias reichten die bezüglich der Schulleistungen und der Intelligenz erhobenen Aussagen von Konzentrationsstörungen bis zu Rechtschreibstörungen einerseits, von Normal- bis Hochbegabung, von durchschnittlicher bis zu extrem hoher Intelligenz.

Diese Widersprüche führten wiederum zu vielfältigen und sehr unterschiedlichen Empfehlungen bezüglich der Einleitung weiterführender sozialpädagogischer und/oder auch therapeutischer Maßnahmen auf der einen und der Beschulung auf der anderen Seite. So bot der Empfehlungskatalog eine große Vielfalt an: Da wurden heil- und sozialpädagogische Konzepte sowie Übungsbehandlungen (wie z.B. Konzentrations- und Lese-Rechtschreibtraining) vorgeschlagen, therapeutische Begleitmaßnahmen wie der Besuch einer therapeutischen Gruppe oder regressionsfördernde therapeutische Begleitung einerseits, stationäre Behandlung nach verhaltenstherapeutischem Konzept andererseits und schließlich, neben Maßnahmen der stationären Jugendhilfe, auch eine Stimulanzienbehandlung

mit dem Medikament Ritalin eingeleitet. Was die Beschulung betrifft, reichten bei Tobias die Empfehlungen der Experten vom Überspringen einer Grundschulklasse über Empfehlungen des Besuchs der Schule für Erziehungshilfe bis hin zur Empfehlung der Umschulung in eine Kleinklasse (= Förderschule).
So vielfältig, unterschiedlich in ihrer Ausrichtung und widersprüchlich einerseits die Diagnosen, Maßnahmen und Empfehlungen für Tobias gestellt wurden, so spärlich und leer fielen andererseits die Aussagen über die zu ergreifenden Maßnahmen für die Eltern aus. Zwar wurde schon bald eine abnorme familiäre Situation erkannt, im Vorfeld der analytischen Behandlung aber kaum eine genauere Aussage und schon gar keine therapeutische Empfehlung gewagt. Stattdessen wurden schnell – im Sinne eines Agierens des in der Symptomatik liegenden Drucks – andere helfende Institutionen angepeilt, wie das Jugendamt wegen Maßnahmen der freiwilligen Erziehungshilfe, aber auch Selbsthilfegruppen für hyperaktive Kinder. Dieses schnelle, fast manische und ungeschehen-machende Reagieren der verschiedenen Experten passt zu der Schwierigkeit der betroffenen Eltern, intra- und interpsychische Konflikte auszuhalten, und der Tendenz, Konfliktbearbeitung und -lösung zu vermeiden (vgl. Stork, 1993). Der Verdacht, dass eigenes Pathologisches und/oder Konfikthaftes nicht gesehen und benannt, sondern abgewehrt werden soll, liegt nahe. So zählte die Mutter von Tobias im Erstgespräch eine ganze Reihe von Büchern auf, die sie bereits auf Empfehlung einer Selbsthilfegruppe für Eltern hyperaktiver Kinder, die sie bis dahin besucht hatte, gelesen hatte.
Stork (1993) hat nach Sichtung und Diskussion verschiedener Fallbeispiele einige wesentliche Ursachen für die Entstehung von hyperkinetischen Störungen des Kindes beschrieben. Zum einen geht er davon aus, dass die Individuation eingeengt und unterdrückt wird, was die Suche nach Befreiung und Aggressionen hervorbringt. Zum andern meint er, dass der psychische Konflikt in eine motorische Verhaltensweise übergeführt und auf diese Weise unkenntlich gemacht wird. Darum wird auch so oft lediglich an hirnorganische Defekte gedacht, weil das Assoziieren in der Gegenübertragung somit eingeschränkt wird.
Warum findet aber eine solche Mimikry statt? Stork meint, dass es bestimmte Geschehnisse aus der elterlichen Phantasie- und Vorstellungswelt sind, die ungeheuer gefährlich erlebt werden, die weder besprochen, noch bewusst gemacht werden dürfen und darum auch keine nennbare Gestalt annehmen dürfen. Zeigt das Kind psychische Auffälligkeiten, wird es für die Eltern zu einem gefährlichen Wesen, das sie mit ihren tiefsten Ängsten konfrontiert. »Auf diese Überlegungen könnte verständlich werden, warum

die Kinder eine Art Körpersprache benutzen, um ihren inneren Problemen wenigstens auf diese Weise Ausdruck zu verleihen, da sie – eng mit den Eltern verstrickt – vor allem den Auftrag haben, jede Form von Konflikthaftigkeit zu verbergen.« (Stork, 1993, S. 210f.)

Schwer wiegende interpersonale Konflikte und traumatisch erlebte Ereignisse können verhindern, dass sich Ausdrucksmotilität und Leistungsmotorik angemessen auseinander- und weiterentwickeln. Die motilitätskontrollierende Funktion des Ichs ist dann beeinträchtigt, Affekte werden – auch später noch, wie beim kleineren Kind – motorisch in Form von allgemeiner Unruhe abgeführt (vgl. Hopf, 2000).

Kinder sind heute vielfachen Trennungserlebnissen ausgesetzt. Traumatisch erfahrene Trennungen können zu einer Lähmung des Phantasieerlebens und einer Störung der Symbolbildung führen. Die Welt ist dann nicht mehr ausreichend mit symbolischer Bedeutung ausgestattet, so dass sie nicht mehr interessiert. Hyperkinetische Kinder zeigen häufig einen auffallenden Mangel, an den Dingen zu haften, zu spielen und zu symbolisieren.

Zum Geschlechtsunterschied: Warum sind es überwiegend Jungen, die wegen Unruhe, Aggressivität und gestörtem Sozialverhalten auffallen? Jungen und Mädchen sind auf Gefühlsprobleme unterschiedlich vorbereitet. Jungen werden insgesamt häufiger an psychologischen Beratungsstellen vorgestellt, nicht selten darum, weil sie wegen antisozialem und aggressivem Verhalten Schulprobleme bekommen. Mit beginnendem Jugendalter ist noch eine stärkere geschlechts- und altersspezifische Ausprägung von psychischen Erkrankungen zu beobachten. Jungen tendieren deutlich mehr zu ausagierenden, sozial störenden Verhaltensformen mit vermehrten Aggressionen, Hyperaktivität und sozial abweichendem Verhalten; Mädchen leiden dagegen stärker unter psychosomatischen und neurotischen Verarbeitungsformen von Konflikten mit Neigung zu vermehrter Depression und Ängsten. Welche Probleme es bei Jungen geben kann, wenn der Vater nicht präsent ist, können wir sehr eindrücklich – wie auch im Fall »Tobias« – bei vielen Söhnen von alleinerziehenden Müttern beobachten. Sie werden oft »herrisch« und anspruchlich, zeigen nicht selten ein machohaftes, aggressives und sexualisiertes Verhalten. Weil es ihnen an der Möglichkeit fehlt, sich mit einem realen Mann zu identifizieren – auch mit seinen Schwächen –, entwickeln sie ein sogenanntes hyperphallisches Verhalten, um sich ausreichend von ihren Müttern abzugrenzen. Sie werden aggressiviert und gleichzeitig sexualisiert, ein Verhalten, welches wir bei hyperkinetischen Kindern häufig finden. Im Kindergarten und in der Grundschule sind wiederum überwiegend Frauen tätig. Auch hier begeg-

nen vaterlose Jungen wieder den Müttern und nicht den Vätern, die sie für ihre Entwicklung so dringend bräuchten. Hinter vielen hyperkinetischen Krankheitsbildern scheint sich eine schwer wiegende narzisstisch-depressive Störung zu verbergen, welche im Verlauf der Therapie zumeist deutlicher wird. Wir haben vor einiger Zeit in unserer Therapieeinrichtung einen Jungen nachuntersucht, der wegen seines HKS bei uns behandelt worden war. Er hatte keinerlei Anzeichen mehr von Unruhe oder Aufmerksamkeitsdefiziten. Konflikte hatte er allerdings immer wieder in seinen sozialen Bereichen wegen seiner Verletzlichkeit und seiner Kränkbarkeit. Der bereits zuvor zitierte Gerspach (2001) geht davon aus, dass hyperaktive Kinder nie stabil genug waren, ihre infantilen Allmachtsphantasien an der Realität brechen zu lassen, weil ihnen eine gute Erfahrung mit einem stützenden Selbstobjekt fehlte. Sie bleiben auf die eigene Person konzentriert, einschließlich einer affektiven Überbesetzung ihrer körperlichen Vitalität, und sie haben es nie gelernt, ihre narzisstische Position, Mittelpunkt der Welt zu sein, zu überwinden (S. 71). In der Arbeit von Gerspach stehen zwei Aussagen von Jungen mit einem hyperkinetischen Syndrom, welche Depression und manische Abwehr deutlich machen und die wir unkommentiert nebeneinanderstellen wollen: Ein Junge fragte einmal seinen Vater: »Papa, wenn ich mit dem Ruderboot auf einem tiefen See bin und mal nicht rudere, gehe ich dann unter?« (Leber, zit. n. Gerspach, S. 75) Ein anderer Junge meinte während einer therapeutischen Sitzung: »Wenn man tot ist, bewegt man sich überhaupt nicht mehr.« (Kurts, zit. n. Gerspach, S. 68)
Welche Möglichkeiten zur psychischen Verarbeitung hat ein Kind, welches sehr früh das haltende Objekt verliert? Es kann die Existenz von Objekten leugnen und in philobatische Größenphantasien flüchten. Es kann im Extremfall die Objekte nicht mehr wahrnehmen, den totalen Rückzug antreten und autistisch werden. Oder es kann, wie bei der hyperkinetischen Störung, alles nach außen stülpen und sich mittels ständiger Unruhe eine Form von Pseudoautonomie und eine künstliche Zweithaut verschaffen. Verschwindet diese, wird sich zunächst einmal eine größere Verwundbarkeit zeigen.

5. Schluss

Nach unserer Vorstellung könnte die Ätiologie des Hyperkinetischen Syndroms wie folgt aussehen, wobei wir hier ein Schema von Steinhausen (1996) benutzen möchten:

Ätiologie des Hyperkinetischen Syndroms

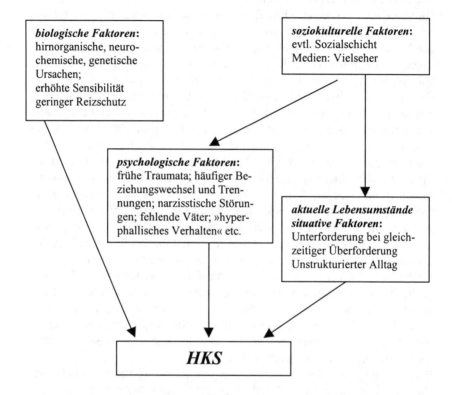

Es gibt die uralte Frage, ob zuerst das Ei oder doch die Henne da war. Erzeugt eine biochemische Störung psychische Symptome oder führen schwer wiegende frühe Traumatisierungen zur Entgleisung von physiologischen Prozessen? Es scheint schwierig zu sein, somatogene und psychogene Vorstellungen zu integrieren.

In einem sind wir uns sicher: Den derzeit durchgeführten Stellungskrieg um diese Frage möchten wir nicht mitführen. Denn für unsere psychoanalytische Arbeit an den unbewussten intrapsychischen und interpersonalen Konflikten von aufmerksamkeitsgestörten und hyperkinetischen Kindern hat eine Antwort auf diese Frage keine Bedeutung.

Wir sehen es wie Mentzos in seiner Diskussion um endogene und neurotische Depressionen. Der Psychoanalytiker wird hier wie da an den Konflikten[3] arbeiten, auch wenn mehr oder weniger starke somatische Beteiligungen festzustellen sind. Wir werden selbstverständlich Hilfen, welche die Kinderpsychiatrie zur Verfügung stellt, dankbar annehmen.

6. Literatur

Bion, W. R. (1990): *Lernen durch Erfahrung.* Frankfurt a. M., Suhrkamp Verlag

Bovensiepen, G. (2001): Vom Körper zum Symbol. *Analytische Kinder- und Jugendlichen-Psychotherapie,* Heft 109, XXXII. Jg., 1/2001, Brandes & Apsel Verlag

Deutsche Gesellschaft für Kinder- und Jugendpsychiatrie und -psychotherapie u.a. (Hrsg.): *Leitlinien zur Diagnostik und Therapie von psychischen Störungen im Säuglings-, Kindes- und Jugendalter.* Deutscher Ärzte Verlag. Köln 2000.

Dilling, H. et al. (Hrsg.) (1994): *Internationale Klassifikation psychischer Störungen.* Verlag Hans Huber, Bern, Göttingen, Toronto, Seattle.

Dührssen, A. (1972): *Psychogene Erkrankungen bei Kindern und Jugendlichen.* Vandenhoeck & Ruprecht, Göttingen, 9. Auflage

Gerspach, Manfred (2001): Hyperaktivität aus der Sicht der Psychoanalytischen Pädagogik, in: Passolt, Michael (Hrsg.): *Hyperaktivität zwischen Psychoanalyse, Neurobiologie und Systemtheorie.* Ernst Reinhardt Verlag München Basel

Heinemann, E./Hopf, H. (2001): *Psychische Störungen in Kindheit und Jugend.* Kohlhammer Verlag, Stuttgart

Hyperaktive Kinder leiden unter Konzentrationsstörungen. In: Badische Zeitung vom 15.4.2001

Hopf, H. (2000): Zur Psychoanalyse des hyperkinetischen Syndroms. *Analytische Kinder- und Jugendlichen-Psychotherapie.* Heft 107, XXX1. Jg., 3/2000, Brandes & Apsel Verlag

Klein, M. (1983): *Das Seelenleben des Kleinkindes und andere Beiträge zur Psychoanalyse.* Stuttgart, Klett-Cotta

Mentzos, S. (1996): *Depression und Manie.* Vandenhoeck & Ruprecht

Richter, H. E. (2000): *Wanderer zwischen den Fronten.* Verlag Kiepenheuer & Witsch, Köln

Steinhausen, H.-C. (1996): *Psychische Störungen bei Kindern und Jugendlichen. Lehrbuch der Kinder- und Jugendpsychiatrie.* Urban & Schwarzenberg, München, Wien, Baltimore, 3. Auflage.

---

[3] Wie wichtig die Arbeit an den Konflikten ist, zeigt beim Fall »Tobias« bereits dessen Initialtraum auf, wo »Feuermann« mit »Feuerschwert« im Sinne eines Feuerdämons einerseits auf die Gefährlichkeit der erhitzenden Emotionen und die Wildheit des Jungen hinweisen, andererseits das Thema »Trennung« (Vertreibung aus dem Paradies?) schon hier anvisiert wird. Prospektiv enthält dieser Traum bereits den Wandlungsaspekt, die Umwandlung des Zerstörerischen in einen energetischen, schöpferischen Aspekt.

Stork, J. (1993): Über die psychischen Hintergründe des hyperkinetischen Verhaltens. *Kinderanalyse.* 1. Jg., 2/1993, 203-230

Winnicott, D. W. (1935): Die manische Abwehr. In: *Von der Kinderheilkunde zur Psychoanalyse.* Frankfurt a. M., Fischer Taschenbuch Verlag 1985

Winnicott, D. W. (1945): Die primitive Gefühlsentwicklung. In: *Von der Kinderheilkunde zur Psychoanalyse.* Frankfurt a. M., Fischer Taschenbuch Verlag 1985

Winnicott, D. W. (1962a): Ich-Integration in der Entwicklung des Kindes. In: *Reifungsprozesse und fördernde Umwelt.* Frankfurt a. M., Fischer Taschenbuch Verlag 1985

Winnicott, D. W. (1962b): Die Entwicklung der Fähigkeit der Besorgnis. In: *Reifungsprozesse und fördernde Umwelt.* Frankfurt a. M., Fischer Taschenbuch Verlag 1985

Winnicott, D. W. (1963): Von der Abhängigkeit zur Unabhängigkeit in der Entwicklung des Individuums. In: *Reifungsprozesse und fördernde Umwelt.* Frankfurt a. M., Fischer Taschenbuch Verlag 1985

7. Summary

In the last years there was an inflationary use of the diagnosis HKS, ADS or ADHD, which also seems to fulfil a social function. As a rule this syndrome is as well explained as handled purely medically. Psychoanalytic therapies occasionally are even considered to be contraindicated. Thus, although it can be taken for certain that this picture of malfunction is caused multifactorously and various syndromes many of which are diagnosed as HKS (ADS or ADHD) can exclusively be explained as psychodynamic. Based on the case of an early traumatised boy with HKS diagnosed on psychiatric basis the underlying structural deficits and conflict dynamics are shown. They have to be reprocessed. Psychoanalytic theories on HKS are discussed.

Gabriele Häußler, Königsberger Straße 17, D-74078 Heilbronn
Hans Hopf, Heselbacher Weg 52, D-72270 Baiersbronn

Lydia Tischler
Was ist ADS/ADHS?
Theorien über Ursachen und Behandlungsmethoden

Übersicht

Dieser Beitrag befasst sich mit der problematischen und strittigen Diagnose von Aufmerksamkeitsstörung und Hyperaktivität ADS/ADHS, die als eine genetisch bedingte biochemische Anomalität des Gehirnes betrachtet wird, und ihrer Behandlung bei Kindern mit Psychostimulanzien sowie Metylphenidaten. Es werden die großen Unterschiede in der Klassifizierung der ADS/ADHS und der Verordnung von psychotropischen Medikamenten in den USA und Europa betont. So wurden schätzungsweise 1996 11 Millionen Rezepte für Ritalin ausgestellt. In einer Gruppe von europäischen Ländern (einschließlich Deutschlands) mit einer Totalbevölkerung, die mit der der USA vergleichbar ist, wurden nur 0,37% der in den USA verschriebenen Rezepte ausgestellt.

Psychoanalytisch gesehen liegt der Ursprung dieser Störung immer in den traumatischen Erfahrungen in der frühesten Kindheit. Diese Ansicht wird von der Neurobiologie sowie von Bindungs-(Attachment-)Forschungen unterstützt. Schließlich weist die Arbeit auf die Beobachtung der ansteigenden Diagnose der ADS/ADHS in England hin, wie auch auf die Tatsache, dass 90% der Patienten mit diesem Syndrom Jungen sind.

Das *Shorter Oxford Dictionary* definiert Aufmerksamkeit als »psychischen Zustand der Bereitschaft, Eindrücke aufzunehmen«.
Die Attention Deficit Disorder und die Attention Deficit Hyperactivity Disorder (ADS/ADHS, Aufmerksamkeitsdefizit-Störung und Aufmerksamkeitsdefizit-Hyperaktivitätsstörung) werden als eine genetisch bedingte biochemische Anomalität des Gehirns betrachtet. Experten bereitet es jedoch große Schwierigkeiten, sich darüber zu einigen, was das Syndrom ADS/ADHS eigentlich konstituiert. Manche Fachleute bezweifeln, dass es eine solche Störung überhaupt gibt. In den USA gehört R. A. Furman zu den Repräsentanten dieser Gruppe. In seinem Bericht *An alternative*

viewpoint (1999) berichtet er über eine ADHS-Konferenz, die das National Institute of Health 1998 veranstaltete. »Die Diagnose ist ein einziges Chaos«, schreibt er, und: »Studien, die die Validität dieser Störung bestätigen sollen, bleiben weiterhin problematisch.« Er zieht den Schluss: »Die Diagnose emotionaler und geistiger Schwierigkeiten im Kindesalter ist immer eine nicht exakte Wissenschaft gewesen.« In den achtziger Jahren aber »hat sich die Situation in den USA unter politischem und ökonomischem Druck drastisch verändert. Während die frühere Klassifizierung neben anderen Gründen auch psychodynamische Ursachen anerkannte, beruht die heutige DSM III-Klassifizierung ausschließlich auf Symptomen und Symptomgruppen, die als Störungen oder Syndrome bezeichnet werden. Jene Symptome, die den Störungen nicht entsprechen, werden als co-morbide Zustände etikettiert.« Dies, so Furman, laufe allen diagnostischen Verfahren zuwider und sei für den gesunden Menschenverstand ein Schlag ins Gesicht. Zudem mache eine Gruppe von Symptomen ohne zugrunde liegende Ursache noch keine Diagnose aus.

Klassifizierung

Die aktuelle Klassifizierung in den USA, DSM IV 1994, und in Europa, ICD 10, enthält drei Komponenten: 1. Aufmerksamkeitsdefizit, 2. Hyperaktivität, 3. Impulsivität. Als Kriterien werden genannt:
1. Aufmerksamkeitsdefizit: mangelnde Umsicht, Schwierigkeiten, Anweisungen zu befolgen, Schwierigkeiten, Aufgaben durchzuführen, vermeidendes Verhalten, Ablenkbarkeit, Vergesslichkeit und Verlieren von Gegenständen.
2. Hyperaktivität: Zappeligkeit, Unfähigkeit stillzusitzen, Überaktivität, Schwierigkeiten, sich auf Freizeitaktivitäten und aufs Spiel zu konzentrieren, Sprunghaftigkeit und exzessives Reden.
3. Impulsivität: Beantwortung von Fragen, bevor diese gestellt werden, Schwierigkeiten, zu warten, Stören anderer Personen.
In England müssen sechs Kriterien sechs Monate lang ohne Unterbrechung und in allen Situationen, das heißt zu Hause, in der Schule und außerhalb, erfüllt sein, bevor die Diagnose ADHS gestellt werden kann (Orford 1998). Psychostimulanzien dürfen nur für Kinder ab sechs Jahren verschrieben werden.
In den USA hingegen sind die Diagnosekriterien weit weniger streng. Widener (1988) meint, dass die ADHS-Diagnose in den Vereinigten Staaten auf Grund vager Kriterien erfolgen könne – »das Kind hat Schulprobleme«

oder »es verträgt sich nicht mit seinen Geschwistern«.

Darüber hinaus kann die Diagnose in jedem Fall sehr subjektiv sein und davon abhängen, wer das Kind beobachtet und welche Beziehung diese Person zu ihm hat. Dies gilt für Kinder, die unruhig sind und entweder für ihre Lehrer oder für ihre Eltern zur Belastung werden. (Interessanterweise, so Widener, wird ADHS im Winter, wenn Kinder mehr Zeit im Haus verbringen, häufiger diagnostiziert.) Die Diagnose scheint daher nicht nur von den Umweltfaktoren, sondern auch von der Jahreszeit abzuhängen.

Rutter beschreibt zwei Varianten der ADHS, nämlich eine pervasive Hyperaktivität und eine situative Hyperaktivität. Letztere hält er nicht für ein Syndrom: »Sie ist bestenfalls eine unsichere Diagnose und im schlimmsten Fall Neuromythologie.« Er ist jedoch der Meinung, dass es mehr Gründe für die Diagnose pervasive Hyperkinese gebe.

Eric Taylor, einer der führenden ADHS-Experten in England, ist der Meinung, dass es sich um eine heterogene Störung handelt. Er beschreibt drei Typen: 1. Eine pervasive Hyperkinese, 2. eine schulabhängige Hyperaktivität, 3. psychische Symptome wie Depression oder Angst.

Methylphenidat wie Ritalin empfiehlt Taylor nur in Fällen, in denen eine pervasive Hyperkinese vorliegt, und auch dann immer nur in Verbindung mit einer psychologischen Behandlung bzw. Psychotherapie. Die gleichen Symptome können jedoch sehr unterschiedliche Ursachen haben, so dass nicht selten falsche Diagnosen gestellt und inadäquate Behandlungen durchgeführt werden. Die Gefahr einer Überdiagnose und Übermedikation ist groß (Orford 1998).

Furman, dem die in den USA weit verbreitete Behandlung hyperaktiver Kinder mit Psychopharmaka Sorgen bereitet, ist den gravierenden Unterschieden zwischen Diagnose und Behandlung in den USA und Europa auf den Grund gegangen. Er gelangte zu dem Schluss, dass das, was Rutter in England für eine nicht erkannte Attention Deficit Disorder (ADS) hält, in Amerika als pervasive Hyperaktivität betrachtet wird. Furman zitiert Taylor, der 1986 über die Häufigkeit der pervasiven Hyperkinese Folgendes schrieb: »Die Diagnose wird selten gestellt, und die Hälfte der Betroffenen sind intellektuell zurückgeblieben und weisen Anzeichen einer neurologischen Erkrankung auf.« 1994 schrieb Taylor: »Das Konzept einer Hyperaktivitätsstörung ... ist an eine Gehirnschädigung gebunden, die zur Eingrenzung der Diagnose auf jene Patienten führte, die nachweisbare neurologische Beeinträchtigungen aufwiesen.«

Ätiologie

Unter einem psychoanalytischen Blickwinkel liegt die Ursache der Hyperaktivität in der frühen Entwicklungsphase des Kindes. Diese Sichtweise wird von zwei weiteren Forschungsrichtungen bestätigt, nämlich (a) der Neurobiologie und (b) der Bindungstheorie.

Neurobiologische Untersuchungen helfen uns, die Interaktion zwischen dem sich entwickelnden Gehirn und äußeren Vorgängen zu verstehen. Äußere Vorgänge implizieren in erster Linie die Betreuungsperson, gewöhnlich die Mutter, die mit ihrem Säugling interagiert (Orford 1998). Diese wechselseitige Beeinflussung ermöglicht die Entwicklung neuronaler Leitungsbahnen, die wiederum dem Kind helfen, seine Fähigkeit zur Selbstregulation zu entwickeln.

Perry und seine Mitarbeiter sind der Ansicht, dass die ADHS-Symptome denjenigen gleichen, die durch eine Traumatisierung hervorgerufen werden – dem Bedürfnis, ständig auf der Hut vor Gefahr sein zu müssen. Diese Arbeitsgruppe hält die Symptome für transgenerationell: Die Eltern inszenieren ihre eigenen frühen Kindheitserfahrungen in der Beziehung zu ihrem Säugling, so dass diese Erfahrungen ihre Sensibilität für die Kommunikationen des Babys beeinflussen. Dies hat zur Folge, dass sie die Kommunikationen des Säuglings missverstehen. Sie setzen ihn daher einerseits angsterregenden Situationen aus, während sie ihn andererseits vor imaginären Gefahren zu schützen versuchen. Der Säugling habituiert an das Angstgefühl und kann unter Umständen ADHS-Symptome entwickeln. Perry vermutet, dass die neuronalen Bahnen von Kindern mit genuiner ADHS, d.h. pervasiver Hyperaktivität, als Reaktion auf bedrohliche oder traumatische Situationen entstanden sind.

Die *Bindungsforschung* hat bestätigt, welch wichtige Rolle die Umwelt für die Gehirnentwicklung spielt. Bowlby und später Fonagy haben gezeigt, dass die Interaktion zwischen Mutter und Säugling bzw. zwischen Vater und Säugling als lebenslanges Muster verankert wird und einen zuverlässigen Prädiktor der künftigen Entwicklung darstellt. So sind Kinder, die als Säuglinge unsicher gebunden waren, fragmentiert und »ständig auf dem Sprung«. Sie verhalten sich in der Schule desorganisiert, während sicher gebundene Säuglinge im Kindesalter gute Beziehungen zu ihren Peers und Lehrern aufbauen.

Kinderpsychotherapeuten stellen in der Behandlung dieser Kinder fest, dass die zugrunde liegenden Ursachen ihrer Hyperaktivität unweigerlich in sehr frühen Traumata oder unzulänglicher Mütterlichkeit (»Holding« im Sinne Winnicotts) wurzeln.

WAS IST ADS/ADHS? 513

In ihrem Aufnahmevortrag beschrieb Watt (1996) den Fall des kleinen Jamie, der im Alter von vier Jahren als hyperaktiv diagnostiziert wurde. Der Kinderpsychiater empfahl Ritalin und eine psychotherapeutische Behandlung sowie eine sozialdienstliche Betreuung des Vaters und der Lehrer. (Jamie ging tatsächlich bereits mit vier Jahren zur Schule!)
Im Laufe seiner Behandlung wurde deutlich, dass Jamies Hyperaktivität, seine Erregbarkeit und seine Omnipotenz ein manisches Abwehrsystem konstituierten, das er im Säuglingsalter aufgebaut hatte, um sich vor unerträglichen Erfahrungen zu schützen. Jamie war das einzige Kind junger Eltern und wurde von seiner Mutter im Alter von 2,1 Jahren verlassen. Sie war, angeblich um Ferien zu machen, mit ihm ans Meer gefahren. Nach zwei Wochen erhielt der Vater einen Anruf von der Polizei. Man forderte ihn auf, seinen Sohn abzuholen, der alleine in den Straßen umhergeirrt war. (In exakt dem gleichen Alter war Jamies Mutter von ihrem Vater verlassen worden.) Die Mutter hatte nach der Geburt eine Wochenbettdepression entwickelt und Jamie vernachlässigt. Sie ließ ihn tagelang in nassen und verschmutzten Windeln liegen, so dass der Vater schließlich seine Arbeitsstelle kündigte, um sich um das Kind zu kümmern.
Erna Furman weist darauf hin, dass Hyperaktivität häufig psychisches Leid und Traurigkeit verbirgt.

Psychostimulanzien

Einige Fakten zu Methylphenidat, beispielsweise Ritalin: 1971 klassifizierte die Weltgesundheitsorganisation (WHO) Methylphenidat zusammen mit Morphium, Kodein, Kokain und Amphetaminen wegen der Missbrauchsgefahr in die Kategorie II der Convention for Psychotropic Drugs (Furman 1999).
Das INCB (International Narcotics Control Board) äußerte sich besorgt über den stetigen Produktions- und Konsumanstieg von Methylphenidat. Etwa 90% der gesamten Weltproduktion werden in den USA konsumiert. Darüber hinaus zeigte sich die DEA (Drug Enforcement Agency) beunruhigt über die Organisation CADD (Children with Attention Deficit Disorder), weil sich diese mit Nachdruck für eine Steigerung der Produktion von methylphenidathaltigen Medikamenten einsetzt. Im Übrigen stellte sich heraus, dass Ciba Geigy, der führende Hersteller, eine Million US-Dollar an CADD gespendet hatte. Um seine Produktion steigern zu können, beabsichtigte der Konzern zusammen mit der Academy of Neurology, bei der DEA eine Reklassifizierung von Methylphenidat in Kategorie III statt II zu

beantragen. Dieser Antrag wurde auf Grund des negativen Berichts der DEA zurückgezogen. Obwohl die FDA (Federal Drug Agency) die Produktion von Antidepressiva der Gruppe SSRI (selective serotonin re-uptake inhibitors) nicht lizensiert hat, werden neue Medikamente wie Prozac, Zoloft oder Paxil weiterhin an Kinder verschrieben. Eli Lily, der Hersteller von Prozac, rechnet fest mit einer Lizenz der FDA und bereitet sich auf die Produktion von Prosac mit Pfefferminzgeschmack für den Kindermarkt vor, obwohl es keinerlei Hinweis darauf gibt, dass Antidepressiva effizienter wirken als ein Placebo (Widener 1998).

Der Medikamentenkonsum in den USA unterscheidet sich erheblich vom Verbrauch in europäischen Ländern, in denen Methylphenidate wie Morphium und Kokain behandelt werden und deshalb einer strengen staatlichen Kontrolle unterliegen.

Die Wirkungsweise von Ritalin (Methylphenidat)

Ritalin wirkt dämpfend auf das Verhalten. Es übt auf jedes Kind dieselbe Wirkung aus, gleichgültig, ob das Kind hyperaktiv oder »normal« aktiv ist, denn es drosselt jede freie Äußerung und Kreativität. Offensichtlich trägt es nicht zur schulischen Leistungssteigerung bei, sondern wirkt auch in dieser Hinsicht eher hemmend. Manifestes Verhalten kann mit Ritalin unter Kontrolle gebracht werden. Mehrere Studien aber haben gezeigt, dass seine Wirkung langfristig nachlässt. Eine zweijährige Untersuchung lässt darauf schließen, dass behandelte Kinder ihre Selbstachtung verlieren. Sie weisen ein geringes Selbstwertgefühl auf und sind verwirrt. Weitere unerfreuliche Nebenwirkungen sind Schlaflosigkeit, Depression, Reizbarkeit und Stimmungsschwankungen. Ritalin kann auch zu Gewichtsverlust und zur Beeinträchtigung des Wachstums führen. Es ist nicht unwahrscheinlich, dass Kinder, die sich an eine medikamentöse Kontrolle ihrer Gefühle gewöhnt haben, im späteren Leben Drogen konsumieren werden.

Orford (1998) beschreibt den Fall eines kleinen Jungen, mit dessen Verhalten seine Mutter und die Lehrer nicht mehr fertig wurden. Durch die medikamentöse Behandlung wurde er umgänglicher und begann sogar zu lernen. Er besuchte eine Sondereinrichtung, in der die Lehrer bestimmt, aber verständnisvoll auftraten, und wurde nach einigen Monaten umgeschult. Die Besserung war nicht von Dauer. Die Wirksamkeit der medikamentösen Behandlung hängt, so meint Orford, von einer angemessenen Umgebung ab. Sie zitiert noch einen weiteren Fall, ebenfalls den eines

Jungen, der zunächst erfolgreich mit Ritalin behandelt wurde, bis das Medikament abgesetzt werden musste, weil das Kind keinen Appetit mehr hatte. Zu Jamies Fall, den wir bereits erwähnt haben, schreibt Watt: »Wir wissen nicht genau, wie Jamie durch Ritalin beeinflusst wurde, aber meiner Ansicht nach half es ihm, sich weniger fahrig zu verhalten. Vielleicht hat Ritalin es Jamie leichter gemacht, ›aufmerksam zu sein und Aufmerksamkeit zu finden‹, so dass seine Psychotherapie durch Familie und Schule unterstützt wurde. In gewisser Weise hat es ihm eine Chance gegeben.« Allerdings war die Beeinflussung durch das Medikament instabil, so dass die Wirkung von Sitzung zu Sitzung und während einzelner Behandlungsphasen schwankte. Bei äußeren Krisen verhielt sich das Kind »sogar trotz Medikation hyperaktiv, unaufmerksam und impulsiv«. Wenn Jamie zu anderen Zeiten während der psychotherapeutischen Behandlung von Ritalin quasi »Ferien machte«, blieb er aufmerksam und war in der Lage, »seine Gedanken und Aktivitäten zu organisieren«. Watt ist der Meinung, dass die »Schwankungen mit Jamies Fähigkeit zusammenhingen, einem guten inneren Objekt zu vertrauen«. Dieses »gute Objekt« hat er durch die psychotherapeutische Beziehung aufbauen können. Sein Verhalten »entspricht einer ADHS-Diagnose eher in Situationen, in denen äußere Gefahren für sein Überleben seinen inneren Distress verstärken«. Watt vermutet, dass Ritalin wie eine roboterhafte Mutter wirkte, die Jamie sich selbst konstruierte. Sie ist auch der Ansicht, dass Ritalin in einer strukturierten Umgebung wie der Schule hilfreich sein könnte, weniger aber »in dem abstrakteren Bereich der interpersonalen Beziehungen und der Integration emotionalen Erlebens – Bereichen also, die einen integralen Bestandteil der Psychotherapie bilden«.

Geschlechtsspezifische Unterschiede

Die Mehrheit der Kinder, denen eine ADHS-Diagnose gestellt wird, sind Jungen. In den USA zum Beispiel sind es 90%, und zudem stammen diese Kinder überwiegend aus ethnischen Minderheitengruppen. Wir können uns fragen, worauf ein so erheblicher Unterschied zurückzuführen ist. Jahr für Jahr werden fünf Millionen Kinder in den USA mit Psychopharmaka behandelt, 90% davon sind Jungen. Ebenso wie viele andere Therapeuten ist Watt über die auch in England immer häufiger – und ebenfalls zumeist bei Jungen – gestellte ADHS-Diagnose besorgt. Sie vermutet, dass hier u.a. eine primitive Angst vor Aggression und fehlender Kontrolle zum Ausdruck kommt, die in Jungen und junge Männer projiziert wird. Auch die in der Literatur beschriebenen Fälle betreffen regelmäßig Jungen und Jugendliche männlichen Geschlechts. Vielleicht ist dies gar nicht so überraschend, weil aggressives Verhalten und Machobenehmen im Allgemeinen bei Jungen eher akzeptiert und sogar von ihnen erwartet wird. Breggin ist der Ansicht, »dass der abwesende, entweder real nicht vorhandene oder aber emotional nicht verfügbare Vater in den meisten Fällen die Ursache für das Acting-out-Verhalten der Kinder« sei, und hat »ADS deshalb in DADD (Dads Aufmerksamkeitsdefizitsstörung) umgetauft«. Befürchtungen wegen der immer häufiger gestellten ADHS-Diagnose werden in England mittlerweile aus zahlreichen Richtungen laut. ADHS war Thema einer Fernsehsendung der BBC 1, in der die Diagnoseproblematik und die Ritalin-Behandlung untersucht wurden. Die Autoren dieser Sendung kamen ebenfalls zu dem Ergebnis, dass die meisten Kinder mit einer ADHS-Diagnose Jungen sind. Ein beunruhigender Trend zeichnet sich auch insofern ab, als die Diagnose und Ritalin-Behandlung mitunter auf der Grundlage von Fragebögen erfolgen. In einem Artikel, der vor einiger Zeit im *Wall Street Journal* erschien, heißt es im Zusammenhang mit ADHS (zitiert nach Widener 1998): »Jungen waren schon immer Jungen, aber wird das mittlerweile von manchen als Krankheit verstanden?«

Schlussfolgerung

Die Diagnose »Hyperaktivität« ist schwierig und umstritten. Ich habe zu zeigen versucht, dass Aufmerksamkeitsdefizit und Hyperaktivität nicht identisch sind und eine falsche Diagnose eine inadäquate Behandlung nach sich ziehen kann. Darüber hinaus wurde erläutert, dass die zunehmende Häufigkeit der ADHS-Diagnose in England und anderen europäischen Ländern Grund zur Besorgnis gibt. Ich möchte das Problem von Kindern nicht unterschätzen, deren Verhalten für ihre Familien und Lehrer, für die Gesellschaft insgesamt und nicht zuletzt für sie selbst zur Ursache gravierender Konflikte wird. Eine medikamentöse Behandlung kann sowohl den Kindern als auch den Menschen, die mit ihnen zu tun haben, vorübergehend Erleichterung verschaffen. Sie mag zwar in Verbindung mit einer psychologischen Behandlung angebracht sein, doch müssen wir auch fragen, ob der Preis für eine solche kurzfristige Besserung nicht zu hoch ist.

Aus dem Englischen übersetzt von Elisabeth Vorspohl, Frankfurt a. M.

Literatur

Breggin, P. R. (1998). *Talking Back to Ritalin: What Doctors Aren't Telling You About Stimulants for Children.*
Furman, E. (1974). A Child's Parent. In: Dies.: *Studies in Childhood Bereavement.* New Haven, CT: Yale University Press.
Furman, R. A. (1999). *Attention deficit hyperactivity disorder. An alternative viewpoint* (im Druck).
Orford, E. (1998). Wrestling with the whirlwind: An approach to the understanding of ADD/ADHD. *Journal of Child Psychotherapy* 24 (2): 253-266.
Perry, B. D., R. A. Pollard, T. L. Blakeley, W. L. Baker und D. Vigilante (1995). Kindheitstrauma, Neurobiologie der Anpassung und »gebrauchsabhängige« Entwicklung des Gehirns: Wie »Zustände« zu »Eigenschaften« werden. *Analytische Kinder- und Jugendlichen-Psychotherapie,* Heft 99, 3/1998: 277-307.
Watt, F. (1996). *Aufnahmevortrag* (unveröffentlicht).
Widener, A. J. (1998). Beyond Ritalin: The importance of therapeutic work with children diagnosod ADD/ADHD with parents. *Journal of Child Psychotherapy* 24 (2): 267-281.

Summary

This report deals with the problematic and controversial diagnosis of ADD/ADHD – considered to be a genetic biochemical abnormality of the brain- and the treatment of children with psycho-stimulants e.g. methylphenidates. It draws attention to the differences in the classification of ADD/ADHD and the prescription of psychotropic drugs as between the USA and Europe. It is estimated that in 1996 eleven million prescriptions for Ritalin were written up in the USA whereas in a group of European countries (including Germany) where the total population is comparable to that in the USA the number of prescriptions equalled only 0,37% of those prescribed in the USA. Psychoanalytic psychotherapy of children with the diagnosis ADHD invariably finds the underlying causes to be traumatic experiences in earliest infancy. These findings are supported by research from neurobiology and attachment research.
The author points to the rapidly increasing diagnosis of ADHD in the UK as a cause concern. 90% of children so diagnosed are males.

Lydia Tischler, 17, Bromwich Avenue, GB-London N6 6QH

Maria E. Pozzi
Ritalin für wen?
Wie können wir das Bedürfnis nach Ritalin in der psychodynamischen Beratung von Familien mit Kindern unter fünf Jahren verstehen?[1]

1. Übersicht

Der Beitrag ist Teil der Diskussion über Ritalin und ADS/ADHS. Definition, Ätiologie und Behandlung dieser Störung sind nach wie vor unklar. Im Mittelpunkt des Beitrags steht die Frage: »Wen behandeln wir, wenn Ritalin an ein Kind verabreicht wird?« Die Option, psychologische und medikamentöse Intervention in gravierenden Fällen zu kombinieren, wird dabei nicht ausgeschlossen.

Beschrieben wird die psychotherapeutische Arbeit mit zwei Familien, die vor der Entscheidung für oder gegen eine Ritalin-Behandlung ihres noch nicht fünfjährigen Kindes standen. Die zugrunde liegende psychische Motivation für die Aufnahme oder Ablehnung der medikamentösen Behandlung wird innerhalb des familiären und therapeutischen Kontextes betrachtet.

2. Einleitung

Ich habe die Verabreichung von Sedativa in der klinischen Praxis untersucht und mit den Krankenschwestern darüber diskutiert, wodurch ihr Griff zu Sedativa ausgelöst wurde. Dabei zeigte sich schließlich, dass die Krankenschwestern, gleichgültig welche Begründung sie anführten, ein Sedativum erst in dem Augenblick verabreichten, in dem sie selbst an die Grenzen ihrer Kraft stießen und die Probleme des Patienten nicht länger angstfrei, geduldig, ohne Schuldgefühle, Wut oder Verzweiflung zu ertragen vermochten. [...] Die Krankenschwestern selbst haben nie ein Beruhigungsmittel genommen. (Main, 1957)

Der Psychiater Tom Main reagierte bereits 1957 alarmiert auf die Verab-

---

[1] Zuerst veröffentlicht in: *Journal of Child Psychotherapy* 26; 1/2000: 25-43. Mit freundlicher Genehmigung.

reichung von Sedativa in der stationären Behandlung von Patienten mit psychischen Störungen und führte eine entsprechende Untersuchung durch. Er stellte fest, dass Sedativa nicht zum Wohle des Patienten eingesetzt wurden, sondern um die Frustration und Aggression, die Schuld- und Verzweiflungsgefühle usw. von Therapeuten, Ärzten und Krankenschwestern zu lindern. Als sich die Schwestern, die an Mains Forschungsprojekt teilnahmen, ihre negativen und positiven Gefühle in Bezug auf ihre Arbeit und ihre schwierigen Patienten bewusst machen konnten, sank der Einsatz von Sedativa fast auf Null (Main, 1957).

Ritalin ist die Modedroge, die ins Leben vieler amerikanischer Familien hineingeschwemmt wurde und sich mittlerweile auch in Europa und England wie Öl auf dem Wasser ausbreitet. Ich möchte im vorliegenden Beitrag illustrieren, dass dieses Medikament, das vor allem in der Behandlung von ADS/ADHS Anwendung findet, häufig verschrieben wird, um die Ängste, Konflikte und Verzweiflungsgefühle, von denen die Eltern dieser schwierigen Kinder in spezifischen Lebenssituationen immer wieder heimgesucht werden, zu lindern, und zwar ungeachtet der Korrektheit der Diagnose, ungeachtet der Bedürfnisse der Kinder selbst sowie ungeachtet der langfristigen Nebenwirkungen des Medikaments und der Möglichkeit, von psychotherapeutischen Behandlungen zu profitieren. Ich werde mich in erster Linie auf Familien mit kleinen Kindern konzentrieren, da mich dieser Bereich vorrangig interessiert und mir besondere Sorge bereitet. Meine Überlegungen lassen sich indes ohne weiteres auch auf ältere Kinder und die Erwachsenen in ihrem Leben beziehen.

Manche Kliniker betrachten den Einsatz von Ritalin zusammen mit anderen Therapieformen wie der Verhaltenstherapie oder der psychotherapeutischen Individualbehandlung des Kindes und/oder seiner Familie als zufrieden stellende und häufig notwendige Lösung für die »Wirbelstürme« (Orford, 1998), die das Leben der Kinder und ihrer Familien heimsuchen und beherrschen (Taylor, 1991, 1994). Eine Kombination von pharmakologischer und psychotherapeutischer Behandlung ist demnach bei schweren psychiatrischen Störungen im Kindes- und Erwachsenenalter hilfreich und notwendig (Jackson und Williams, 1994; Fromm-Reichmann, 1959).

Beunruhigend und alarmierend ist die Geschwindigkeit, mit der sich die ADHS-Diagnose und der damit einhergehende Einsatz von Ritalin nun ausbreiten, obwohl wir nach wie vor viel zu wenig über die Grundlagen der Diagnose (Taylor, 1991, 1994; McGuinness, 1989) wie auch über die Nebenwirkungen von Ritalin wissen (Taylor, 1994; Breggin 1998). Darüber hinaus wird dieses Medikament allzu häufig an Kinder unter sechs Jahren verschrieben, obwohl die Ritalin-Behandlung solch kleiner Kinder in Großbritannien gesetzlich nicht erlaubt ist.

3. Das ADHS/ADS-Syndrom und Ritalin: die Debatte

Aufmerksamkeitsdefizit-Störung und Hyperaktivitätsstörung haben erst vor relativ kurzer Zeit einen Platz in den aktuellen Diagnosemanualen, dem amerikanischen DSM-IV und dem europäischen ICD-10, gefunden. Diese Manuale scheinen inzwischen in ihrer Definition »der Verhaltensweisen, die als Grundlage für die Diagnose betrachtet werden, zu einer größeren Übereinstimmung zu gelangen« (Taylor, 1994, S. 288).
Schon 1991 plädierte Eric Taylor, eine führende Kapazität der englischen ADHS-Forschung, nachdrücklich für eine klinische Unterscheidung zwischen der Gruppe von Kindern, die durch ihre Aktivität und ihr Aufmerksamkeitsdefizit charakterisiert waren, und der Gruppe mit antisozialen Verhaltensweisen und Hyperaktivität. Er unterschied auch zwischen Kindern, deren Hyperkinese durch strukturelle Verletzungen des Gehirns oder aber durch psychosoziale Probleme hervorgerufen worden war. Häufig ähneln sich die Krankheitsbilder: Viele Symptome der ADHS liegen auch bei anderen Störungen vor, was vielleicht erklärt, weshalb ADHS allzu häufig diagnostiziert wird. »Welches mutmaßliche Defizit der Hyperaktivität zugrunde liegt, ist unbekannt«, schreibt Taylor und fährt fort: »Entsprechend variieren sowohl die Definition der Hyperaktivität als auch die Häufigkeit der Diagnose von Kliniker zu Kliniker.« (1991, S. 8)
Trotz der rapiden Zunahme einschlägiger Untersuchungen und ungeachtet der Verfügbarkeit exakterer diagnostischer Kriterien blieben auch im Jahre 1994 »kulturelle Unterschiede bestehen«. Weiterhin »werden die therapeutischen Bemühungen durch die traditionelle Bildung von Theorien über diese Verhaltensweisen erheblich beeinträchtigt« (Taylor, 1994, S. 285).
1996 schrieb Stiefel, dass ADHS, »was Häufigkeit, Ätiologie, Konzeptualisierung, Diagnose und Behandlung dieser Störung betrifft, nach wie vor umstritten« sei (Stiefel, 1996, S. 3). Auch 1999 waren, wie das National Institute of Health Consensus Development Statement (1998) zeigte, in den USA beträchtliche individuelle Unterschiede in der Ärzteschaft zu beobachten.
Taylor (1994) und Rutter (1982) differenzieren zwischen einer »situativen« ADHS, die sich zu Hause, aber nicht in der Schule – oder umgekehrt – manifestiert, und einer »fixierten« ADHS, deren Diagnose voraussetzt, dass sich das Verhalten in mindestens drei wichtigen Situationen im Leben des Kindes beobachten lässt.

3.1 Messungen

Die von Eltern und Lehrern benutzten Fragebögen »weisen nur eine bescheidene Übereinstimmung« auf und enthalten Skalen, die »zwar für Gruppenmessungen mit großen Zahlen von Probanden angemessen sind, aber keine zufrieden stellende Methode sind, um Individuen als hyperaktiv zu identifizieren« (Taylor, 1994, S. 287). Die kürzeste Version der *Conners-Skala*, die für die Diagnose der Hyperaktivität am häufigsten benutzt wird und »ursprünglich zur Ergebnismessung bei Medikamententests entwickelt wurde, [...] enthält auch Items, die andere Faktoren, insbesondere Trotzverhalten, betreffen« (Taylor, 1994, S. 287). McGuinness stellt die Validität der Conners-Skala als Instrument zur Erhebung objektiver Daten ebenfalls in Frage (McGuinness, 1989).

3.2 Ätiologie

Was die Ätiologie der ADHS betrifft, so nahm Taylor auf Zwillingsstudien Bezug, die eine an der Hyperaktivität beteiligte genetische Komponente nahe legen. Aber »wir kennen den genetischen Beitrag zu der Störung noch nicht, und ebenso wenig wissen wir genug darüber, was überhaupt vererbt wird. [...] Eine Erblichkeit des Aufmerksamkeitsdefizits ist nicht bekannt.« (Taylor, 1994, S. 294f.) Er fügt hinzu, dass »man bislang keinerlei Hinweise auf strukturelle Gehirnverletzungen bei Kindern mit Hyperaktivität gefunden« habe. Meiner Meinung nach ist es wichtig, dies bei unserer klinischen Arbeit mit Eltern, die sich an eine physische oder genetische Erklärung für die ADHS ihres Kindes klammern wollen, nicht zu vergessen. Die Berufung auf Erblichkeit oder zerebrale Defizite kann dazu dienen, jeden Wunsch, Veränderungen herbeizuführen und an dem Problem zu arbeiten, zu ersticken und jegliche Verantwortung für die Probleme des Kindes, jede Einflussmöglichkeit zu leugnen. Unerträgliche Schuldgefühle der Eltern und ihre Angst vor Schuldzuweisungen durch andere Eltern oder die Behandler können auf diese Weise gelindert werden.

Die Mutter eines dreieinhalbjährigen Jungen suchte mich in der NHS-Klinik[2] auf. Die Kindergärtnerin hatte sie dazu gedrängt, weil sie der Ansicht war, dass der Junge unter einem Aufmerksamkeitsdefizit und unter Hyperaktivität leide und Ritalin benötige. In der ersten Sitzung, an der auch der Stiefvater teilnahm, war Philip sehr ruhig; er beschäftigte sich mit den Spielsachen und malte. Schon bald wurde deutlich, dass sich die Eltern

---

[2] NHS=National Health Service, der staatliche Gesundheitsdienst in Großbritannien. (A.d.Ü.)

in einer Reihe von Erziehungsfragen nicht einigen konnten. In der zweiten Sitzung war der Stiefvater verhindert, und die Mutter begann schon auf dem Weg zum Therapieraum, auf mich einzureden. Sobald wir das Zimmer betraten, griff sich Philip – noch im Mantel – zwei Spielzeugautos. Er hüpfte von einem Bein aufs andere und begann, die Autos gegeneinander zu schlagen, um sich dann blitzschnell immer wieder anderen Dingen zuzuwenden. Als ich mich aus dem Griff seiner Mutter lösen und Philip ein wenig Aufmerksamkeit widmen konnte, indem ich seine Aktivitäten und die Gefühle in Worte fasste, die er empfinden mochte, hörte auch die Mutter zu und blickte ihn an. Kurz darauf schlug sie ihm vor, seinen Mantel auszuziehen; er setzte sich ruhig hin und spielte zufrieden für den gesamten Rest der Stunde. Es ist schwierig, sich dies als einen Fall von fixierter Hyperaktivität (nur in Belastungssituationen manifest) vorzustellen (Rutter, 1982), die, sofern Philip älter gewesen wäre, womöglich medikamentös behandelt worden wäre. Philip stellte sein symptomatisches Verhalten ein, sobald er ein wenig Aufmerksamkeit bekam und sich beachtet fühlte.

Eine andere Besorgnis erregende Tatsache im Zusammenhang mit der Aufmerksamkeitsdefizit-Störung und der Ritalin-Mode oder dem Ritalin-Phänomen besteht darin, dass das Medikament für kleine Kinder nicht zugelassen ist, aber nach der Erfahrung, die ich selbst in NHS-Kliniken gemacht habe, dennoch einer wachsenden Zahl von erst dreijährigen Kindern verabreicht wird. So verhielt es sich auch in dem Beispiel, auf das ich später eingehen werde. Diese Situation hat mich veranlasst, gründlicher über die Frage »Ritalin für wen?« nachzudenken. Bei Kindern im Kindergartenalter ist es schwierig zu beurteilen, ob wir es mit einer Entwicklungsentgleisung, wie Taylor (1994, S. 298) schreibt, zu tun haben oder mit einem Spiegelbild der elterlichen Intoleranz, denn die Aktivität von Kindern dieses Alters ist grundsätzlich sehr hoch. Eine detaillierte Anamnese und Familienbeurteilung ist erforderlich, um die möglichen Ursprünge und Ursachen von ADHS zu verstehen und eine angemessene therapeutische Intervention zu planen (Taylor, 1994; Stiefel, 1997).

3.3 Nebenwirkungen von Ritalin

Ritalin, das Psychostimulans Methylphenidat, gehört zur Gruppe der Amphetamine. Bei Erwachsenen wirkt es anregend und suchterzeugend, bei Kindern hingegen aus noch unbekannten Gründen sedierend. Die Nebenwirkungen reichen im Kindesalter von Übelkeit, Gewichtsverlust, Schlafstörungen, Tics und Wachstumshemmung bis zu Herzerkrankungen und –

in seltenen Fällen – Autismus (Breggin, 1999; Taylor, 1994). Die Erforschung der psychischen Nebenwirkungen von Langzeitbehandlungen aber hat gerade erst begonnen. McGuinness berichtet von Follow-up-Untersuchungen an Kindern mit ADHS, die mit Ritalin behandelt wurden. Diese Kinder haben ein verringertes Selbstwertgefühl und sind in ihrer Kreativität gehemmt: »Die Kinder gewöhnen sich daran, das Medikament als Krücke zu betrachten, und trauen es sich nicht zu, ihr Verhalten ohne diese Stütze selbst zu kontrollieren.« (McGuinness, 1989, S. 180) Darüber hinaus weisen die Eltern jedes Bewusstsein von sich, dass Ereignisse in der Familie, eheliche Spannungen, Bindungsprobleme, traumatische Vorgänge oder ähnliche Schwierigkeiten Einfluss auf ihre Kinder ausüben. Einerseits kann die psychiatrische Diagnose unerträgliche Schuldgefühle der Eltern lindern, andererseits aber kann sie diese auch von jeder Verantwortung für die möglichen Ursachen des Problems freisprechen und auf diese Weise jede bewusste Reflexion verhindern. Ritalin wirkt offenbar nur vorübergehend, so dass viele Eltern »nach eineinhalb Jahren um weitere Hilfe nachsuchen, weil sich keine langfristige Verbesserung eingestellt hat« (Widener, 1998, S. 271). Solche Eltern sehen die Alternative zu der gescheiterten medikamentösen Behandlung dann häufig in einer Psychotherapie. Breggin (1998) hat die Nebeneffekte von Ritalin untersucht und gelangte zu dem Ergebnis, dass die liebevolle Aufmerksamkeit der Väter für diese hyperaktiven Kinder häufig ein kuratives Element darstellt.

3.4 Eine politische Angelegenheit?

Furman hat beobachtet, dass die ADHS-Diagnose und die Verabreichung von Ritalin sich in den USA weit schneller ausbreiten als in England. Er bringt diese Entwicklung mit politischen und wirtschaftlichen Ursachen in Verbindung: »Die Regierung in diesem Land setzt sich aktiv für die Förderung der medikamentösen Behandlung von Kindern mit Verhaltensproblemen ein«, schreibt er und zitiert eine Reihe von Autoren, die über die staatliche Förderung von Untersuchungen über Psychostimulanzien berichten. Er sympathisiert mit McGuinness Einschätzung der »ungewöhnlichen Situation, dass ein wirksames Arzneimittel nach einer Diagnose sucht, um zugelassen zu werden« (Furman, 1996, S. 136f.). »Das hyperkinetische Syndrom kam schnell wieder aus der Mode und wurde durch die minimale Gehirnläsion, die minimale zerebrale Dysfunktion, ersetzt, bis all dies wissenschaftlich nicht mehr akzeptabel schien. An diesem Punkt führte das DSM-III im Jahre 1980 die Attention Deficit Disorder ein. Nun stand ein Krankheitsbild zur Verfügung, für das Psychostimulanzien verschrieben werden konnten.« (Furman, 1996)

3.5 Multiple Hypothese

Orford vertritt eine auf den Neurowissenschaften, der Objektbeziehungs- und der Bindungstheorie beruhende Sicht der körperlichen und psychischen Entwicklung des Kindes und plädiert für ein ADHS-Verständnis, das die von Geburt an wirksame Interdependenz neurologischer und psychologischer Faktoren berücksichtigt (Orford, 1998). Die Entwicklung des Gehirns setzt sich nach der Geburt fort; sie ist von der Interaktion mit der Umwelt – das heißt mit der Mutter oder der primären Betreuungsperson – in hohem Maß abhängig und wird durch Erfahrungen lebenslang beeinflusst (Perry et al., 1995). Auf der Grundlage von Perrys Beobachtung, dass die ADHS-Symptome den durch eine Traumatisierung hervorgerufenen Symptomen ähneln und die durch ein Trauma erzeugten neuronalen Leitungsbahnen im Gehirn in ähnlicher Form auch bei Kinder mit ADHS vorliegen, untersucht Orford eine interessante Verbindung zwischen Hyperaktivität und Trauma. Perry hat die Auswirkungen von Bedrohungen und Traumata auf das Gehirn von Säuglingen und Kindern sowie die neuronalen Reaktionen untersucht, die sich von denen traumatisierter Erwachsener unterscheiden. Diese Reaktionen sind durch das Übererregungskontinuum oder durch das Dissoziationskontinuum oder beide Formen charakterisiert, das heißt die Kinder erstarren angesichts von Gefahr und Trauma oder werden fügsam und ergeben sich. Verhaltens- und emotionale Reaktionen auf Bedrohungen und Traumata hängen eng mit neuronalen und physischen Reaktionen zusammen. »Alltägliche Stressoren, die zuvor möglicherweise keinerlei Reaktion ausgelöst haben, rufen nun eine übertriebene Reaktionsbereitschaft hervor – diese Kinder sind hyperreaktiv und überaus sensibel«, schreiben Perry und seine Mitarbeiter (Perry et al., [1995], 1998, S. 288). Zudem hängen Intensität und Dauer der Reaktion auf Traumata in hohem Maß von der Verfügbarkeit einer gesunden und hilfreichen Betreuungsperson im Leben des Kindes ab.

Taylor berichtet, dass die EEGs von Kindern mit ADHS eine verminderte Reaktion auf neue Stimuli, die im Normalfall Signalwert besitzen sollten, zeigen. Diese herabgesetzte physiologische »Responsivität von Kindern mit ADHS spiegelt ihren Mangel an einem Schutzfaktor und ein daraus resultierendes ungehemmtes Spiel pathogener Kräfte wider« (Taylor, 1994, S. 295). Meiner Ansicht nach bestätigen Perrys und Taylors Forschungen einander in dem Ergebnis, dass traumatisierte Kinder, die in ihrem Verhalten hypersensibel wirken, auf einer neurologischen Ebene über keinerlei

Schutzfaktoren verfügen und aus diesem Grund möglicherweise eine Methode entwickelt haben, mit ihrem Leben fertig zu werden, indem sie ständig »auf dem Sprung« sind und auf zahlreiche Vorgänge und Stimuli überreagieren.

Die siebenjährige Gina, ein Adoptivkind, war in psychoanalytischer Einzeltherapie und reagierte auf die Ankündigung der ersten Analyseferien – zufällig der langen Sommerferien – in mehreren Sitzungen hintereinander mit hyperaktivem Verhalten. Die Hektik und Planlosigkeit dieser Hyperaktivität drängten Ginas übliches kontrolliertes und symbolisches Spiel sowie ihre Fähigkeit, die Deutungsarbeit zu verstehen und von ihr zu profitieren, vollständig in den Hintergrund. Verkapselte und unerträgliche Ängste, verlassen und zurückgewiesen zu werden, lagen diesem Hyperaktivitätsausbruch zugrunde und stellten eine Wiederholung des ursprünglichen Verlassenheitstraumas dar, dem sie durch ihre leibliche Mutter ausgesetzt worden war. Deutungen dieser Ängste, die nun in der Übertragung auf die Ferien bezogen wurden, konnten den Hyperaktivitätsausbruch innerhalb des therapeutischen Settings auffangen.

Hyperaktivität könnte also eine Form der Kompensation für mangelnde selbstschützende Reaktionen darstellen und als Abwehr gegen erinnerte oder phantasierte Gefahren, Ängste und psychische Qualen dienen. Man könnte sie als eine Abwehr der Art verstehen, die Bick (1968) als »zweite Haut« bezeichnete und bei jenen Kindern beobachtete, denen es in sehr frühem Alter an hinreichend guten Erfahrungen mit einer containenden primären Betreuungsperson mangelt.

Dieser Hypothese entsprechend, möchte ich nun eine Mutter-Kind-Beobachtung beschreiben, die vor einigen Jahren nach Bicks (1964) Methode von einer erfahrenen Psychologin in Lugano, Schweiz, durchgeführt wurde.

Das Baby war das jüngste von insgesamt vier Kindern, die bereits alle symptomatische Verhaltensweisen zeigten. Die Mutter war mit der Betreuung alter, kranker und sterbender Eltern, Großeltern und Urgroßeltern sowie mit ihrer eigenen jungen und rasch wachsenden Familie überlastet. Sie führte kein eigenes Leben mehr, sondern wirkte chronisch überfordert und schien unter einer nicht diagnostizierten Depression zu leiden. Das beobachtete Baby gab der Beobachterin und der Diskussionsgruppe aus zahlreichen Gründen Anlass zur Sorge. Der Kleine nahm nicht zu, und es schien, als werde er von der Mutter trotz der Überwachung durch einen Mitarbeiter des Gesundheitsdienstes und einen Kinderarzt nicht hinreichend gefüttert. Das Baby wurde ein Jahr lang beobachtet. Es lag in seinem Bettchen, das in einem großen und praktisch ungeheizten Zimmer, in dem sich das gesamte Familienleben abspielte, an einer Wand stand. Die Ergebnisse der Vorsorgeuntersuchungen bewegten sich an der kritischen Grenze, und die Beobachterin brachte es wegen der Intensität der projizierten Depression und Verzweiflung kaum fertig, ihre Studie fortzusetzen. Schließlich begann der kleine Junge zu laufen. Die Beobachterin sah oft, dass er zu seiner Mutter lief und an ihren Beinen oder ihrem Rock zerrte, um sie auf sich aufmerksam zu machen. Aber die Mutter war allzu beschäftigt und von anderen Dingen in Anspruch genommen oder so geistesabwesend, dass sie ihn nicht gar nicht ansah. In solchen Situationen machte er, ohne zu protestieren, kehrt und wandte sich mit wachsender Geschwindigkeit und Hektik einem Spielzeug oder Gegenstand nach dem anderen zu. Für die Beobachterin und für die Gruppe, mit der sie darüber diskutierte, war all dies sehr schmerzlich. Wir machten uns Sorgen über die Zukunft dieses kleinen Jungen. Er hatte trotz partieller Unterkühlung und mangelnder Ernährung überlebt, aber die Wahrscheinlichkeit, dass er ein hyperaktives Kind werden würde, war hoch. Ansatzweise konnten wir insofern einen möglichen Ursprung, eine Ursache der Hyperaktivität erkennen, als das mütterliche Objekt, an dessen Aufmerksamkeit das Kind appellierte, nicht hinreichend verfügbar war. Infolgedessen verlegte sich der kleine Junge auf Hyperaktivität und muskuläre Zweite-Haut-Abwehrmethoden, die ihm als Überlebensmechanismus dienten. Dieses Kind wies eine Bindungsstörung auf, die in der Depression seiner Mutter wurzelte.

Es scheint möglich, die neurologische Forschung und die Gehirnforschung mit der psychoanalytischen Objektbeziehungs- und der Bindungstheorie zu verbinden. Die »schock-absorbierende Funktion« (Tustin, 1989) des mütterlichen oder primären Objekts federt normalerweise die Einwirkungen der äußeren Welt auf den Säugling und mögliche Traumatisierungen ab. Zunehmend wird deutlich, dass die Entwicklung des Gehirns und der Neurosysteme (Amini, 1996; Perry et al., 1995) sowie die emotionale Entwicklung und die Fähigkeit, im Leben Beziehungen zu anderen aufzunehmen und zu integrieren, mehr oder minder stark beeinträchtigt werden, wenn eine solche containende Gestalt (Bion, 1963) im Säuglingsalter nicht verfügbar ist oder fehlt. Stiefel (1997) beobachtete, dass die ADHS-Kinder, die sie zusammen mit den Eltern behandelte, ambivalente und desorganisierte Bindungsmuster aufwiesen, die sich bei erfolgreicher Behandlung verbesserten.

Auch Taylor erkannte, dass »die Forscher der psychischen Umwelt weniger Aufmerksamkeit gewidmet haben als der Tätigkeit des Gehirns« (Taylor, 1994, S. 297). Er vertritt die Ansicht, dass institutionelle Erziehung und das Erleben wechselnder Bezugspersonen mit daraus resultierenden Schwierigkeiten, eine sichere Bindung herzustellen, den für die ADHS typischen Problemen zugrunde liegen. Er scheint sich der Hypothese anzunähern, dass eine Bindungsstörung die Ursache für Unaufmerksamkeit und Überaktivität sein kann. Diese Hypothese legen auch Stiefels (1996, 1997) Fallstudien nahe; gründlichere klinische und statistische Forschungen sind indes vonnöten, um diese sehr plausibel erscheinende Überlegung zu validieren.

4. Ritalin für wen?

Nachdem ich erläutert habe, dass ADHS nach wie vor ein nicht abgeklärtes Syndrom darstellt und die Psychiater und Psychotherapeuten von einem internationalen Konsens bezüglich Ätiologie, Diagnose und Behandlung der Störung weit entfernt sind, möchte ich mich nun der entscheidenden Frage zuwenden: »Ritalin für wen?« Widener (1998) berichtet über den Fall eines Kindes, dessen Eltern aus Scham über dessen Verhalten und unter dem Druck, einen verzweifelten Lehrer zu beschwichtigen, eine Ritalin-Behandlung akzeptierten. Der Junge verhielt sich zu Hause durchaus annehmbar, nicht jedoch in der Schule, so dass er lediglich während der Schulzeit, nicht aber in den Ferien Ritalin bekam. Ich selbst behandele zur Zeit einen Jugendlichen, dessen Lebensverhältnisse ähnlich beschaffen sind.

Meiner Erfahrung nach wird Ritalin in den NHS-Kliniken häufig von sehr beschäftigten und überlasteten Kinderpsychiatern und -ärzten verschrieben, die auf diese Weise die monatelangen Wartezeiten für Kinder und Familien in den Griff zu bekommen versuchen. So gesehen, haben wir es daher mit einer Frage der Ressourcen und mit einer Politik zu tun, die dem Wohlergehen kleiner Kinder offenkundig keine Priorität einräumt. Da für die Kinderpsychotherapie, für die Familienbetreuung und ähnliche Maßnahmen in Kliniken, Krankenhäusern und anderen öffentlichen Einrichtungen keine ausreichenden Mittel zur Verfügung gestellt werden, kann die Verschreibung von Ritalin für hyperaktive Kinder eine Option sein, die Eltern, Lehrer und Ärzte vorübergehend zufrieden stellt.

Ich möchte meine eigene Arbeit nun am Beispiel von zwei sehr unterschiedlichen Familien erläutern und zeigen, unter welchen Umständen die Ritalin-Option in schwierigen Lebenssituationen auftauchen kann.

4.1 Stewart

Stewart, drei Jahre und acht Monate alt, wurde aus einer ganzen Reihe von Gründen von einem Mitarbeiter des Staatlichen Gesundheitsdienstes überwiesen. Er sprach nicht richtig, konnte sich seiner Spielgruppe nicht anpassen und sich an den Gruppenaktivitäten nicht beteiligen, zeigte sehr erregbares und aggressives Verhalten, suchte nach Aufmerksamkeit und nahm Gefahren nicht wahr. Die Familie bestand aus zwei Elternteilen, die mit Stewart zusammenlebten; die Stiefkinder aus früheren Ehen traten nicht auf den Plan. Wir trafen uns vor den Sommerferien dreimal und vereinbarten zunächst fünf Beratungsgespräche für Kinder unter fünf Jahren. Diese Beratung fand in Form von Familiensitzungen statt, in denen die augenblicklichen Schwierigkeiten im breiteren Kontext der familiären Beziehungen, der frühen Geschichte und der intergenerationellen Verbindungen erforscht werden sollten (Pozzi, 1999). Die drei Sitzungen fanden nach Vereinbarung zwischen den Eltern und der Therapeutin jeweils im Abstand von zweieinhalb Wochen statt.

In diesen wenigen Sitzungen entwickelte die Familie – vor allem die Mutter – sehr rasch eine intensive Übertragung auf mich. Stewart war ein geplantes Wunschbaby gewesen, aber die Schwangerschaft verlief von Anfang bis Ende komplikationsreich, so dass die Mutter wiederholt stationär aufgenommen wurde. Gewisse Hinweise ließen befürchten, dass das Baby eine seltene Krankheit entwickeln würde. Trotzdem waren die Geburt und auch die ersten dreizehn Lebensmonate für Mutter und Baby eine ideale Zeit. Stewart bereitete seinen Eltern große Freude, und sie wurden von all ihren Bekannten und Freunden, die selbst kleine Kinder hatten, beneidet. Danach aber entwickelte Stewart ein aggressives, stures und sehr entschlossenes Verhalten und verwandelte sich in ein neugieriges, unbeherrschtes und kraftstrotzendes Kleinkind. In der Therapie tauchte das Bild einer verletzlichen, eingeschüchterten und überängstlichen Mutter auf, die unfähig war, Grenzen zu setzen und den plötzlichen und scheinbar unerklärlichen körperlichen Angriffen, die ihr Sohn gegen sie richtete, Einhalt zu gebieten. Der Vater schien seine Frau mit bedingungslosem Verständnis für ihre Mühen zu unterstützen und war gleichwohl nicht in der Lage, angemessen zu intervenieren, um diese Interaktionen zwischen Mutter und Sohn zu durchbrechen. Einerseits war er stolz auf seinen robusten kleinen Sohn, da er selbst als kleines Kind von anderen Kindern schikaniert worden war. Andererseits lief er Gefahr, Stewart gegenüber die Geduld zu verlieren und auf diese Weise eine vertraute Erfahrung seiner eigenen Kindheit zu wiederholen – in der Familie hieß es, dass er zu Wutanfällen

neigte.
Stewart schlief während der ersten Hälfte der ersten Sitzung und war, als er aufwachte, quengelig. Vor allem auf seinen Vater war er nicht gut zu sprechen. Er wollte unbedingt auf dem Schoß der Mutter sitzen und war eifersüchtig, sobald die Eltern miteinander sprachen. Er wirkte wie ein kleines Kind, das seinen leidenschaftlichen Gefühlen ganz und gar ausgeliefert ist. Spätere Sitzungen wurden zum Schauplatz seiner gewalttätigen Angriffe auf Brustkorb und Schoß der Mutter sowie seiner trotzigen und überlegenen Haltung gegenüber dem Vater. Dieses Verhalten zeigte er, sobald er sich einen Moment lang mit Grenzen, Bitten oder mangelnder Aufmerksamkeit konfrontiert sah. Die Eltern wollten durch die Arbeit in den Sitzungen unter anderem lernen, Grenzen zu setzen, sich mit Stewart auf Kompromisse zu einigen und mit ihm über seine Wut, sein besitzergreifendes Verhalten und seine Eifersucht zu sprechen. Sie berichteten auch, dass zu Hause gewisse Fortschritte und Veränderungen zu beobachten seien, und zwar sowohl in ihrem eigenen Umgang mit Stewart als auch in dessen Verhalten. Gleichwohl fuhr er, wenn auch etwas seltener, fort, seine Mutter in der Öffentlichkeit »vorzuführen« und sich unkontrollierbar zu verhalten. Die Mutter war sehr erschöpft und fürchtete sich, wie sie sagte, vor den kommenden Sommerferien und meiner einmonatigen Abwesenheit. Sie hatte in dieser kurzen Zeit und trotz der langen Pause zwischen den Sitzungen bereits eine ungewöhnlich starke positive Übertragung auf mich entwickelt. Sie sagte, sie fürchte sich davor, mit Stewart alleingelassen zu werden, und werde die Sitzungen sehr vermissen. Die Eltern hatten zuvor schon versucht, für Stewarts Verhalten ein »Etikett« zu finden, und überlegt, ob er unter ADHS litte. Sie hatten den Kinderarzt am Ort konsultiert, der ihre Überlegung bestätigte und sie bat, den Conners-Fragebogen auszufüllen.
Als wir uns vier Wochen später wieder sahen, hatte sich die emotionale Stimmung der Familie vollständig gewandelt. Man könnte auch sagen, dass die ganze Familie gewissermaßen sediert wirkte. Die Mutter erklärte, Stewart nehme nun Ritalin; er habe sich in den zurückliegenden Wochen wie ein »Verrückter« aufgeführt, und sie habe bei verschiedenen lokalen und nationalen Gruppen einschließlich der Autistic Society Rat gesucht. Der Kinderarzt verschrieb schließlich Ritalin und ermöglichte es der Mutter auf diese Weise, mit ihrem Kind fertig zu werden und eine bessere Beziehung zu ihm aufzubauen. Ich hatte das Gefühl, nicht nur diese Familie verloren zu haben; auch die gemeinsame Arbeit, die wir geleistet hatten, um Stewart und die emotionalen Schwierigkeiten des Kindes und seiner Eltern zu verstehen, schien mir nach dieser Abwanderung auf den pharmakologischen

Schauplatz vergebens. Mein Eindruck, dass sie sich einem anderen Ansatz zugewandt hatten, weil ihnen die Pause unerträglich lang erschien, spiegelte zweifellos das Gefühl der Mutter wider, von mir und anderen unterstützenden Gestalten fallen gelassen worden zu sein, wie sie offen berichtete. Der Vater war nicht versessen darauf gewesen, Stewart Ritalin zu verabreichen, hatte aber keine andere Lösung gesehen, weil seine Frau einem Zusammenbruch nahe war. Er fürchtete, dass ich ihn wegen seines Einverständnisses mit der medikamentösen Behandlung seines Sohnes womöglich kritisieren würde, und gestand seine Schuldgefühle ein, als ich meinte, dass das Medikament das hilfreiche Netzwerk und vor allem unsere Beratungsgespräche ersetzt habe.

Ein Interesse an der Fortsetzung der psychologischen Arbeit aber erwachte erneut, sobald wir die Sitzungen wieder aufnahmen. Ein Thema, das ich zusammen mit den Eltern untersuchen musste, zeichnete sich ab, als mir klar wurde, dass Ritalin die Ängste der Mutter gelindert und ihr geholfen hatte, Stewart wieder entschlossener gegenüberzutreten. Aber wir hatten noch nicht verstanden, warum sie mit diesem Kind nicht fertig wurde. Sein provozierendes und strapaziöses Verhalten war infolge der Auswirkungen, die das Ritalin sowohl auf die Mutter, die ihren Umgang veränderte, als auch auf Stewart selbst hatte, teilweise zurückgegangen. Wir konnten sagen, dass Ritalin dieser Familie dabei geholfen hatte, den Kreislauf der Negativität, der Hilflosigkeit und der elterlichen Projektionen in das Kind zu durchbrechen. Aber wir mussten uns sehr lange mit den Schwierigkeiten auseinander setzen, bevor es zu dem entscheidenden Durchbruch kam. Wäre die Mutter in der Lage gewesen, ihre eigene Verletzlichkeit mit mir oder einem anderen Therapeuten zu erforschen, hätte man dem kleinen Stewart dieses Medikament und all seine unbekannten Folgen ersparen können.

4.1.1 Die Aufdeckung des Missbrauchs

Erst als die nächsten Ferien herannahten, konnte die Mutter schließlich offener über sich selbst sprechen. Mittlerweile zeichneten sich in allen Bereichen von Stewarts Leben Fortschritte ab. Sogar in seiner Spielgruppe war er nun beliebter. Es hatte auch Rückschläge gegeben, die die Mutter erschreckt hatten, insgesamt aber empfanden die Eltern die zahllosen Hilfsangebote einschließlich Ritalin als Unterstützung. Ich war immer wieder verblüfft darüber zu sehen, wie viele einzelne Menschen und Institutionen aufgerufen waren, dieser Familie und einem Kind zu helfen, das in meinen Augen keineswegs unter irgendeinem schweren geistigen oder emotionalen Problem litt. Erst als die Mutter begann, über den Missbrauch

zu sprechen, den sie selbst als Kind erlitten hatte, konnte ich das, was sie in ihrer Beziehung zu Stewart erlebte, besser verstehen.
Nach wie vor fiel es der Mutter schwer, Grenzen zu setzen. Sie verlor beinahe die Fassung, als sie in der letzten Sitzung vor Weihnachten begann, über ihre Selbstzweifel als Mutter zu sprechen. Verstärkt wurde ihre Unsicherheit durch die anderen Mütter in Stewarts Kindergarten, die sich gelegentlich bei ihr über sein Verhalten beschwerten. Als kleines Mädchen war die Mutter von einem älteren Onkel, zu dem sie eine enge Beziehung entwickelt hatte, verwöhnt und ihren Geschwistern vorgezogen worden. Viele Jahre lang hatte dieser Onkel sie sexuell missbraucht, bis sie schließlich imstande war, ihr Schweigen zu brechen. Später wurde sie von einer Autoritätsperson im Ausbildungssektor missbraucht. Ihr Bericht war trotz der Beratung, die sie zuvor erhalten hatte, verworren, komplex und für sie selbst schmerzvoll. Mir schien, als hätten sich nicht verheilte Wunden wieder geöffnet, als sie die Mutter eines kleinen Jungen wurde. In ihrer Beziehung zu Stewart verhielt sie sich sehr permissiv, setzte keine Grenzen und verwöhnte das Kind. In dieser Hinsicht identifizierte sie sich mit dem Onkel, der sie missbraucht und ihr gleichzeitig etwas Besonderes gegeben hatte. Aber sie verlor rasch die Geduld und reagierte – wie ich selbst es in den Sitzungen beobachten konnte – unverzögert auf Stewarts Aggression, weil er auch für den Täter stand, der sich ihr gewaltsam aufgezwungen hatte. Als Stewart zu laufen begann und zu einem neugierigen und aktiven Kleinkind heranwuchs, fühlte sie sich hilflos und ohnmächtig, so wie sie sich jenen Männern gegenüber gefühlt hatte. Ihre Identifizierung mit den Erwachsenen ihrer Kindheit und die Projektionen auf ihr reales Kind hinderten sie daran, ihre gegenwärtige Rolle als Mutter eines kleinen Kindes zu erfüllen.
All dies schien der Schlüssel zu einem Verständnis der Ursachen zu sein, die den verschiedenen Diagnosen, die Stewart gestellt worden waren (Asperger-Syndrom, pragmatisch-semantische Störung, ADHS), und der Verschreibung von Ritalin zugrunde lagen. Meiner Ansicht nach waren diese Diagnosen durch Stewarts Verhalten nicht zu rechtfertigen, das vielmehr eine Reaktion auf die Schwierigkeiten darstellte, die seine Mutter mit ihm hatte. Ich fragte mich, ob Ritalin von der Mutter vielleicht auch als »Bonbon« erlebt wurde, das entweder ihre eigenen tiefen Verletzungen linderte oder den ungezogenen kleinen Jungen/den Täter beschwichtigte, dem sie nicht gewachsen war. Auch der Vater schien in diesem engmaschigen Netz und in verschiedenen Konflikten gefangen zu sein. Er wollte nett zu seiner Frau sein und ihren Schmerz und ihre Probleme nicht verschlimmern. Deshalb akzeptierte er das Medikament als Hilfestellung. Gleichzeitig aber

empfand er Zweifel und Schuldgefühle. Die Beendigung dieses Arbeitsabschnitts verlief kompliziert und mit Unterbrechungen. Trotzdem aber suchte die Mutter mich noch einmal auf und beschloss schließlich, auch ihre Einzelgespräche fortzusetzen.

4.2 Pilar

Pilar zwar zwei Jahre und zehn Monate alt, als er auf Verlangen der Eltern von der Sprachtherapeutin wegen seiner Sprach- und Artikulationsschwierigkeiten und seiner mangelnden Konzentration und Aufmerksamkeit an die psychiatrische Kinder- und Familienklinik überwiesen wurde. Das klinische Bild, das ich durch die Eltern und meine genaue Beobachtung Pilars – wie ich diesen kleinen Jungen nennen möchte – gewann, erschien mir weit ernster als das Stewarts. Pilar wirkte mit der Mutter sehr verschmolzen und zeigte psychotisch-autistische Züge. Zu Hause und im Kindergarten verhielt er sich unkontrollierbar, da er entweder, wie es zumeist der Fall war, ganz in seiner eigenen Welt versank oder aber omnipotente Kontrolle über jeden ausübte, der sich ihm mit einer Bitte oder Aufforderung näherte.

Die Mutter hatte unter einer nicht diagnostizierten chronischen Depression gelitten. Sie war gezwungen worden, ihr Heimatland zu verlassen und mit dem Schiff nach England zu reisen, um ihren künftigen Ehemann, den ihre Eltern für sie ausgesucht hatten, kennen zu lernen und zu heiraten. Die Tatsache, dass sie trotz einer Behandlung zunächst nicht schwanger wurde, verschlimmerte ihre Depressionen und beeinträchtigte ihr Selbstwertgefühl zusätzlich. Ihr Ehemann beherrschte das Familienleben mit seiner fatalistischen Sichtweise und seiner kulturell bedingten Überzeugung von der Überlegenheit des Mannes. Während der zwei Jahre, in denen ich Pilar zusammen mit seinen Eltern sah, wurden nacheinander eine ADHS und das Asperger-Syndrom diagnostiziert. Zweimal in dieser Zeit bot man den Eltern eine Ritalin-Behandlung an, und beide Male lehnten sie ab. Beim ersten Mal hatten sie die Beratungsgespräche bei mir gerade aufgenommen, so dass es ihnen nicht schwer fiel, der Therapie eine Chance zu geben, statt ihre eigenen Schwierigkeiten und die Symptome des Kindes auf medikamentösem Weg zu lindern. Beim zweiten Mal aber steckten die Eltern gerade in einer persönlichen Krise und durchliefen auch in der Therapie eine schwierige Phase. Ich werde mich vorwiegend auf diese zweite Situation konzentrieren, möchte jedoch zunächst einen Eindruck von der bis zu diesem Punkt geleisteten Arbeit und den erzielten Fortschritten vermitteln.

4.2.1 Die ersten vierzehn Therapiemonate bis zu den zweiten Sommerferien

Das Hauptanliegen der Eltern dieses noch sehr kleinen Kindes bestand darin, Pilar zur Anpassung an ihre Bedürfnisse und Erwartungen zu erziehen. Charakteristisch für ihre Vorstellungen waren Autorität, Disziplin und Gehorsam, gefärbt von einem fundamentalistischen Ansatz, der an Kleins strenges Über-Ich erinnerte (Klein, 1927). Bestrafung, Vergeltung, Bestechung, Perfektionismus und Isolation bildeten das Glaubensbekenntnis ihrer Erziehung. Liebe, Mitgefühl, Verständnis, Containment, Toleranz und Kompromiss im Umgang mit ihrem Kleinkind mussten sie durch schmerzvolles Containment in den Beratungsgesprächen und durch die psychische Verarbeitung und Transformation der Schwierigkeiten lernen, die sie in den Sitzungen schilderten und auslebten.

Weder die Mutter noch der Vater hatten über Pilars frühe Geschichte mit sonderlicher innerer Beteiligung gesprochen. Sie erinnerten sich lediglich daran, dass Pilar als Baby unersättlich gewesen war und sich mit der Milch, die er bekam, nie zufrieden gab. Er hatte viel geschrieen. In der Beratung interessierten sich die Eltern monatelang im Grunde lediglich für die Frage, wie sie angesichts der aktuellen Schwierigkeiten mit ihm umgehen sollten. Häufig erwarteten sie nicht Verständnis, sondern konkrete Ratschläge. Pilars innere Welt schien von Chaos und von verfolgenden Gestalten beherrscht zu sein, die ihn angriffen, zurückwiesen und provozierten. Daher verbrachte er den größten Teil der Zeit mit dem Versuch, diese panischen Ängste, die er auch nach außen projizierte, abzuwehren. Er warf mit Gegenständen um sich, kontrollierte die Erwachsenen, indem er sie ignorierte und nicht sprach, sondern immer wieder merkwürdige Geräusche und Wörter artikulierte. Er wich dem Blickkontakt aus, wirbelte umher und war ständig in Bewegung. Wenn sich die erschöpften Erwachsenen angesichts dieses sehr aktiven und dominierenden Kindes nicht von vornherein geschlagen gaben, wurden die Sitzungen zu einem Schauplatz von Auseinandersetzungen, die sich insbesondere zwischen Vater und Sohn abspielten.

Ich selbst musste mich diesen verzweifelten Eltern in einem sehr hohen Maße anpassen. Sie waren überzeugt, nichts falsch gemacht zu haben, und wollten gleichzeitig unbedingt von mir hören, was sie anders machen könnten. Ihnen ging es lediglich um eine Modifizierung des Verhaltens, nicht aber darum, ihre eigenen Schwierigkeiten und die ihres Sohnes tiefergehend zu verstehen. Ich stellte ihnen jene Art der Rêverie zur Verfügung, die eine Mutter leistet, wenn sie ihren Säugling psychisch nährt, indem sie ihn füttert, hält, die Windeln wechselt, mit ihm spielt usw. In dieser grundlegenden Weise konnte ein gewisses Maß an Containment gewährleistet werden, das Veränderungen ermöglichte. Die Therapeutin musste das psychische Verständnis der inneren Welt Pilars, seiner Gefühle und Phantasien, und das Verständnis der Interaktionen seiner Eltern mit ihm, ihrer Projektionen auf das Kind und ihrer Verbindung zu ihm viele Monate in sich selbst aufbewahren.

Nach fünf »Beratungen für Kinder unter fünf Jahren«, an die sich weitere fünf Sitzungen anschlossen, bot ich den Eltern eine kontinuierliche Behandlung mit Sitzungen im Abstand von zwei bis drei Wochen, je nach Bedarf, an. Die Familie entwickelte eine starke Bindung an die Therapeutin und erlebte einige Veränderungen; auch Pilars Entwicklung machte Fortschritte. Wir lernten zum Beispiel zu verstehen, dass das Abstellen des Wasserhahns im Therapiezimmer für ihn dasselbe bedeutete wie der Entzug der Milchflasche im Säuglingsalter. Pilar hatte dies offenbar als traumatischen Vorgang erlebt, der ihn in einen Zustand der Verzweiflung und Einsamkeit stürzte, in dem er lange und qualvoll weinte. Er durchlebte diese Zustände in den Sitzungen erneut und flüchtete sich dann in rastlose Bewegung. Außerdem neigte er dazu, sich an seine Mutter zu klammern und mit dem Vater trotzige Auseinandersetzungen zu führen. Die auffälligsten Merkmale seiner Eltern – selbst des Vaters, der uns schließlich darüber aufklärte, was sich hinter seiner kulturellen Überzeugung von der Überlegenheit des Mannes verbarg – waren ihre Hoffnungslosigkeit und Hilflosigkeit. Der Vater fühlte sich verloren, seinem Sohn unterlegen und in den Augen seiner Frau, die Pilar besser im Griff zu haben schien, gedemütigt. Dieses Verständnis leitete gewisse Veränderungen bei den Eltern wie auch bei Pilar ein.

Die Eltern lernten, Pilar auf andere Weise zu halten und zu betreuen, indem sie fest blieben, ihn weniger straften und – wenn auch sehr mechanisch – einige der Gefühle ansprachen, die wir in den Sitzungen erforscht hatten. Pilars Sprachfähigkeit verbesserte sich, obwohl die Echolalie nicht völlig verschwand. Er konnte Getrenntheit ein wenig besser tolerieren und nahm auch eher Beziehungen zu anderen Menschen auf, wenngleich er sie gelegentlich weiterhin kontrollierte. Ein wiederkehrendes Muster in dieser Familie aber bestand darin, dass jedem Fortschritt unweigerlich Negativität und Regression folgten. Das Gefühl, dass immer etwas falsch oder nicht gut genug war, wurde zu einem weiteren Merkmal unserer anstrengenden Arbeit.

4.2.2 In der langen Sommerpause geht beinahe alles verloren: die Flucht zu Ritalin

Diese Pause fand statt, nachdem wir uns vierzehn Monate lang regelmäßig gesehen hatten. Es war eine schwierige Zeit, da eine Tante der Mutter unerwartet verstarb. Dieses Ereignis stürzte die Mutter in eine Depression, und Pilar geriet völlig in Vergessenheit, als die Familienangehörigen aus dem Ausland anreisten. Die Eltern stellten die gemeinsamen Gespräche, die sie während der Behandlung aufgenommen hatten, wieder ein. Pilar dachte sich neue Tricks aus, um ihre Aufmerksamkeit zurückzugewinnen, und quälte sie, indem er mit Mund und Zunge unaufhörlich Geräusche produzierte. Nachdem sie kurz vor Wiederaufnahme der Therapie den Kinderarzt konsultiert hatten, zogen sie aus Verzweiflung und Hilflosigkeit in Erwägung, Pilar Ritalin zu verabreichen.

Als die Eltern nach der Pause über die Ereignisse des Sommers berichteten, beschloss ich, eine direkte Übertragungsdeutung zu geben – eine Technik, die ich in meiner Arbeit mit dieser Familie nur sehr selten anwandte. Ich sagte, dass die Therapie im Sommer gestorben sei, so wie die Tante gestorben sei, und dass sie wegen der unausgesprochenen Wut mir gegenüber und wegen des Gefühls, von mir fallen gelassen zu werden, überlegt hätten, Hilfe bei dem Medikament statt in der Therapie zu suchen. Der Vater reagierte darauf mit einem seiner »wissenden Blicke«, was mir zeigte, dass meine Vermutung zutraf. Die Mutter war weiterhin entschlossen, Pilar Ritalin zu geben. Schon bald aber akzeptierte sie den Vorschlag ihres Mannes, abzuwarten und zu sehen, ob sich die Situation nun, nach Wiederaufnahme der Therapie, verbessern würde. Beide sagten sie, dass ihnen die Therapie und die Unterstützung, die sie in ihr fanden, gefehlt habe, und der Vater bedauerte es, dass »die Katastrophen immer dann passieren, wenn Sie weg sind«. Sie wirkten beide überrascht zu sehen, wie viel Boden sie während des Sommers verloren hatten. Dies war eine viel versprechende Erkenntnis. Schon bald ließen sich beträchtliche Verbesserungen bei Pilar selbst und im Umgang der Eltern mit ihm beobachten. Die Ritalin-Option wurde zunächst einmal suspendiert, und selbst als später die verheerende und traumatische Diagnose Asperger-Syndrom gestellt wurde, lehnten sie das Medikament ab.

5. Diskussion

Diese beiden Fälle erklären sich von selbst: Übereinstimmend tauchte die Ritalin-Alternative während der langen Sommerpause auf – Stewart wurde

das Medikament verabreicht, während Pilars Eltern es lediglich in Erwägung zogen. Was Stewart betrifft, so glaube ich nicht, dass die Eltern die Ritalin-Behandlung vorrangig deshalb akzeptierten, weil die Pause allzu rasch auf den Therapiebeginn folgte, auch wenn die kurze Behandlungsdauer eine Rolle gespielt haben mag. Grundlegender für Stewarts Probleme erscheinen mir die Verletzlichkeit der Mutter und ihre Tendenz, sich überwältigen zu lassen. Ritalin wurde, wie gesagt, notwendig, um den dreieinhalbjährigen Jungen zu sedieren, in dem seine Mutter den Erwachsenen sah, der sie in ihrer Kindheit missbraucht hatte und vor dem sie sich nicht hatte schützen können. Gleichzeitig wurde das Kind zum Opfer, und zwar nicht nur ihrer Projektion erwachsener Macht und Gewalt, sondern auch ihrer unmodifizierten Wut, wenn sie mit ihren Nerven am Ende war. Offenbar legte die Familie auf ein intensiveres therapeutisches Engagement und häufigere Gespräche keinen Wert; die Eltern verdünnten ihre Bedürfnisse gewissermaßen, indem sie verschiedene Formen therapeutischer Unterstützung in Anspruch nahmen. Dies gab ihnen die Chance, für das Problem auf einem Auge blind zu bleiben, und schützte die Mutter vor möglichen exzessiven Schuldgefühlen und vor ihrer Depression. Die Aufgabe, sich zu verändern, wurde ganz allein dem Kind aufgebürdet, das durch die Ritalin-Einnahme auch zum Retter der Mutter wurde.
Die zweite Familie war entschlossener, ihre Schwierigkeiten im Umgang mit Pilar abzuklären. Vor allem der Vater konnte, wie er selbst einräumte, zugunsten der therapeutischen Arbeit von seiner Hartnäckigkeit und Sturheit profitieren. So erzielten sie hinreichend gute Resultate. Allerdings stand während der langen und schwierigen Sommerpause die Gefahr im Raum, das verlorene gute Objekt, die Therapie, durch Ritalin zu ersetzen. Dieser Familie fiel es tatsächlich sehr schwer, Trauer durchzuarbeiten; sie neigte zu Niedergeschlagenheit (Mutter) oder Omnipotenz (Vater und Sohn). Ihre Widerstandsfähigkeit aber förderte ihre Kraft und den Wunsch, die Therapie fortzusetzen und das Medikament als Ersatz abzulehnen. Von dieser Kraft konnten sie alle profitieren.
Ein kurzes Wort noch zu dem komplexen Thema der Dynamik zwischen professionellen Helfern verschiedener Richtungen und ihrer Beziehung zu ADHS. All den in diesem Beitrag beschriebenen Familien war Ritalin von Ärzten außerhalb der Kinder- und Familienklinik im Anschluss an eine kurze schriftliche oder telefonische Verständigung mit der Therapeutin verschrieben oder angeboten worden. Auf diese Weise wurde es möglich, die unterschiedlichen Standpunkte zu containen. Wenn aber Familien von noch nicht fünfjährigen Kindern mit einer eindeutigen ADHS-Diagnose an die psychiatrische Kinder- und Familienklinik überwiesen werden, kom-

men sie häufig in der hoffnungsvollen Erwartung einer Ritalin-Behandlung. In diesen Fällen entwickelt sich das Engagement in der therapeutischen Arbeit weit mühseliger. Durch ständigen Kontakt mit Ärzten, mit Kindergärtnerinnen und anderen Bezugspersonen des Kindes versuchen wir, zumindest die Familien mit noch nicht fünfjährigen Kindern auf die therapeutische Arbeit als Alternative zur medikamentösen Behandlung zu orientieren.

6. Schluss

Der Beitrag führt die Debatte über die ADS/ADHS-Diagnose und die Diskussion über Ritalin-Behandlung und/oder psychotherapeutische Arbeit fort. Er untersucht die in einigen Kliniken festzustellende Besorgnis erregende Tendenz, Kindern unter sechs Jahren Ritalin zu verschreiben. Der Beitrag thematisiert die Frage, wer von Ritalin profitiert, und erläutert, dass Kindergärtnerinnen, Lehrer, Eltern und Ärzte mit langen Wartelisten häufig die eigentlichen Nutznießer dieses Medikaments sind. An zwei ausführlichen klinischen Beispielen wurden die Motive und die Lebensumstände der Eltern untersucht, die sich von Ritalin Hilfe versprachen. Im ersten Fall, dem eines drei Jahre und acht Monate alten Jungen, wurde zunächst die Diagnose Hyperaktivität gestellt. Später wurde eine pragmatisch-semantische Störung diagnostiziert und eine Ritalin-Behandlung zu einem frühen Zeitpunkt der psychodynamischen Familienberatung eingeleitet. Im Laufe der Therapie stellte sich heraus, dass die Beziehung der Mutter zu Stewart gravierend beeinträchtigt und belastet war, weil sie selbst als Kind sexuell missbraucht worden waren. Sie sagte, dass Ritalin sowohl ihr als auch ihrem Sohn sehr geholfen habe. Da die Mutter ihre eigene Psychotherapie wieder aufgenommen hat, besteht die Chance, dass Stewart weiterhin Fortschritte machen wird und das Ritalin abgesetzt werden kann.
Die Eltern des zwei Jahre und zehn Monate alten Pilar, bei dem zuerst das Asperger-Syndrom und später ADHS diagnostiziert wurde, schafften es, sich der Ritalin-Behandlung zu verweigern und stattdessen intensiv in der psychodynamischen Familienberatung mitzuarbeiten. In einer für die ganze Familie sehr schwierigen Phase haben sie allerdings überlegt, Pilar Ritalin zu verabreichen, um ihren eigenen Kummer und ihre Verzweiflung zu lindern.
Ich habe Perrys Erforschung der Auswirkungen von Traumata und Gefahrsituationen auf das in Entwicklung begriffene Gehirn des Säuglings inso-

fern mit der möglichen Entstehung von ADHS in Verbindung gebracht, als das Verhalten dieser Kinder den von ihm beschriebenen neurologischen Übererregungsreaktionen oder dissoziativen Reaktionen ähnelt. Man könnte mutmaßen, dass dem ADHS traumatische oder belastende/bedrohliche frühe Erfahrungen zugrunde liegen und die Störung ein Abwehrverhalten, eine defensive Reaktion, darstellt, die aus solchen frühen Erfahrungen resultiert. Wir können dies in die Terminologie der Objektbeziehungstheorie oder Bindungstheorie übersetzen und von einem Scheitern der containenden Funktion der primären Betreuungsperson beziehungsweise von einer Bindungsstörung als möglicher Ursache des ADHS sprechen.

Die beiden beschriebenen Fälle illustrieren auch, wie wertvoll die rechtzeitige Abklärung und die psychoanalytisch orientierte Familientherapie oder -beratung bei sehr kleinen Kindern sind. Der psychodynamische Ansatz hat gute Chancen, tiefsitzende Konflikte zu lösen, unter denen die Familien mitunter seit Generationen leiden, und auch die Kinder auf ihr Entwicklungsgleis zurückzuführen. In einem Klima finanzieller Einsparungen und einer wachsenden Zahl von unterstützungsbedürftigen Familien erweist sich diese Interventionsform, die sich unter Umständen nur über eine kurze Zeitdauer erstreckt, als sehr wertvoll und durchaus realisierbar.

Dank

Ich danke Brett Kahr, Paul Barrows und Robert Monzo für ihre ausgezeichneten Ideen und für ihre Unterstützung.

Aus dem Englischen übersetzt von Elisabeth Vorspohl, Frankfurt a.M.

7. Literatur

American Psychiatric Association (1994). *Diagnostic and Statistical Manual of Mental Disorders.* 4. Aufl. (DSM-IV). Washington, DC (AMA).

Amini, F., T. Lewis, R. Lannon, A. Louie, G. Baumbacher, T. McGuinness und E. Zirker Schiff (1996). Affect, attachment, memory: contributions towards psychological integration. *Psychiatry* 59: 213-239.

Bick, E. (1964). Notes on infant observation in psychoanalytic training. *International Journal of Psycho-Analysis* 45: 558-566.

Bick, E. (1968). Das Hauterleben in frühen Objektbeziehungen. In: E. Bott Spillius (Hg.). *Melanie Klein Heute. Entwicklungen in Theorie und Praxis.* Bd. 1: *Beiträge zur Theorie.* Übers. von E. Vorspohl. München und Wien (VIP) 1990, S. 236-240.

Bion, W. R. (1963). *Elemente der Psychoanalyse*. Übers. von E. Krejci. Frankfurt am Main (Suhrkamp) 1992.

Breggin, P. R. (1998). *Talking Back to Ritalin: What Doctors Aren't Telling You About Stimulants for Children*. Monroe, ME (Common Courage Press).

Conners, C. K. (1983). Rating scales for use in drug studies with children. *American Journal of Psychiatry* 126: 884-888.

Fromm-Reichman, F. (1959). *Psychoanalysis and Psychotherapy*. Chicago (University of Chicago Press).

Furman, R. A. (1996). Methylphenidate and ›ADHS‹ in Europe and in the USA. *Child Analysis* 7: 132-145.

ICD-10 (1992). Genf (World Health Organisation).

Jackson, M., P. Williams (1994). *Unimaginable Storms*. London (Karnac).

Klein, M. (1927). Symposium zur Kinderanalyse. In: *Gesammelte Schriften*. Bd. I, Teil 1. Schriften 1920-1945. Hg. von R. Cycon. Stuttgart (frommann-holzboog) 1995, S. 211-256.

McGuinness, D. (1989). Attention Deficit Disorder: the emperor's clothes, animal ›pharm‹ and other fictions. In: S. Fisher und R. P. Greenberg (Hg.). *The Limits of Biological Treatments for Psychological Distress: Comparison with Psychotherapy and Placebo*. Hillsdale, NJ (Erlbaum).

Main, T. (1957). The ailment. *British Journal of Medical Psychology* 33: 129-145.

National Institute of Health Consensus Development Conference Statement (1998). Diagnosis and treatment of Attention Deficit Hyperactivity Disorder (unveröffentlicht).

Orford, E. (1998). Wrestling with the whirlwind: an approach to the understanding of ADS/ADHS. *Journal of Child Psychotherapy* 24: 253-266.

Perry, B. D., R. A. Pollard, T. L. Blakley, W. L. Baker und D. Vigilante (1995). Kindheitstrauma, Neurobiologie der Anpassung und »gebrauchsabhängige« Entwicklung des Gehirns: Wie »Zustände« zu »Eigenschaften« werden. Übers. von E. Vorspohl. *Analytische Kinder- und Jugendlichen-Psychotherapie* 29 (3) 1998, S. 277-307.

Pozzi, M. (1999). Psychodynamic counselling with under 5s and their families: clinical and technical issues. *Journal of Child Psychotherapy* 25: 51-70.

Rutter, M. (1982). Syndromes attributed to ›minimal brain dysfunction‹ in childhood. *American Journal of Psychiatry* 139: 21-23.

Stiefel, I. (1996). The role of family stress and attachment difficulties in the development of Attention Deficit Hyperactivity Disorder: a treatment study. Vorgetragen auf dem 6. Weltkongress der World Association for Infant Mental Health, 25.-28. Juli, Tampere, Finnland.

Stiefel, I. (1997). Can disturbance in attachment contribute to Attention Deficit Hyperactivity Disorder? A case discussion. *Clinical Child Psychology and Psychiatry* 2 (1): 45-64.

Taylor, E. (1991). *The Epidemiology of Childhood Hyperactivity*. Oxford (Oxford University Press).

Taylor, E. (1994). Syndromes of attention deficit and overactivity. In: M. Rutter, E. Taylor und L. Hersov (Hg.). *Child and Adolescent Psychiatry*. Oxford (Blackwell Scientific).

Tustin, F. (1989). Persönl. Mitteilung.
Widener, A. J. (1998). Beyond Ritalin: the importance of therapeutic work with parents and children diagnosed ADS/ADHS. *Journal of Child Psychotherapy* 24 (2): 267-281.

8. Summary

This paper aims at contributing to the debate regarding Ritalin and ADD/ADHD, a condition which is still unclear in its definition, aetiology and treatment. The paper focuses on the question: »Whom do we treat when Ritalin is ministered to the child?« and it does not exclude the need for a combined psychological and pharmacological intervention in severe situations.

Psychotherapeutic work with two families of children under 5, who had been given the option of treatment with Ritalin, is described. The underlying psychological motivation for accepting or refusing medication is looked at within the context of family life and therapy.

Maria E. Pozzi, 22, Langdon Park Road, GB-London N65QG

Christa Schaff
Das hyperkinetische Kind im Spannungsfeld des Geist-Körper-Dialogs
Oder: Jakob, wo bist du?[1]

1. Übersicht

In familientherapeutischen, verhaltenstherapeutischen, psychopathologischen, psychodynamischen und biologischen Theorien und Modellen vom ADHS (Aufmerksamkeits-Defizit-Syndrom mit Hyperaktivität) werden verschiedene Ansichten vom hyperkinetischen Kind gezeigt. Diese sollten im individuellen Einzelfall vom qualifizierten Arzt und Psychotherapeuten berücksichtigt und zur Differentialdiagnose und zur differentiellen Indikationsstellung für Therapien genutzt werden.

Meist stürmen sie an uns vorbei ins Behandlungszimmer – die wilden Kerle wie Jakob – scheinbar ohne uns wahrzunehmen. In Windeseile nehmen sie den Raum in Besitz und finden zu einer meist lärmenden Aktion. Setzen sie sich schliesslich doch in die Runde der Erwachsenen, so zappeln sie mit den Beinen, als müssten sie auf diese Weise davonlaufen oder fuchteln mit den Armen, wie um lästiges Ungeziefer oder böse Geister zu vertreiben. Plötzlich platzen sie aus sich heraus, lachen, schreien oder rasen wieder davon.
So einer wie Jakob ist in der Runde nicht zu halten, nichts scheint ihn halten zu können – an ein gemeinsames Gespräch ist nicht zu denken. Aber in dem scheinbaren Chaos steckt System!

2. Das hyperkinetische Kind im Spannungsfeld familiärer Beziehungen

Schon der Kinderarzt Heinrich Hoffmann hat uns vor mehr als 150 Jahren im *Struwwelpeter* ein vielleicht schon überstrapaziertes, aber deshalb in seiner Stimmigkeit nicht weniger eindrucksvolles Modell für den familiä-

---
[1] Leicht veränderte Fassung eines 1997 in Bad Liebenzell gehaltenen Vortrages.

ren Beziehungskontext des »Zappelphillip« beschrieben.
Hoffmann hat wohl der Beziehung zwischen Kind und Eltern für das Verhalten seines zappelnden Phillip besondere Bedeutung zuerkannt, denn Phillip ist das einzige Kind im Struwwelpeter, das mit beiden Eltern dargestellt wird. Seine Worte und Bilder zeigen, dass gemeinsame Kommunikation zu dritt in Familien mit einem Zappelphillip nicht stattfindet und dass jeder für sich seine eigene Sprache zu haben scheint.
Sehen wir uns das Bild etwas genauer an: Nur der Vater benutzt Worte, allerdings strafend und moralisierend gegenüber dem Kind und ohne Kontakt zu seinem Eltern-Partner. Mutter und Kind reagieren pantomimisch: die Mutter mit Missbilligung in der Körperhaltung und stumm: »Und die Mutter blickte stumm auf den ganzen Tisch herum« – das Kind gaukelnd und schaukelnd, trappelnd und zappelnd. Scheinbar sinnlose Handlungsrudimente bringen Phillip weg und hin zum Tisch, raus und rein aus der Situation in einem frustranen Hin und Her. Aber er schafft es ›die versteinerten Verhältnisse zum Tanzen‹ zu bringen. Als er aus der Situation kippt und verschwindet, weil ihn das Tischtuch wie unter einem Leichentuch begräbt, möchte man meinen, dass erstmals ›Leben in die Bude‹ kommt. In ihrer Empörung und ›großen Not‹ über das Verhalten des Bösewichts sind beide Eltern vereint, freilich scheinen sie mehr ums Essen als um Phillip besorgt zu sein – »beide sind gar zornig sehr, haben nichts zu essen mehr« (Hoffmann, 1845, Nachdruck: Esslingen).
Alles, was Heinrich Hoffmann im Zappelphillip beschrieben hat, können wir in verschiedenen Kombinationen als Muster der familiären Interaktion bei Kindern wie Jakob in Familiengesprächen beobachten. Oft erkennen wir die Diskrepanz im elterlichen Verhalten oder einen Konflikt zwischen den Eltern. Dieser erzeugt eine Spannung, in der das Kind sich nur schwer orientieren kann und auch im Beziehungsgefüge hin und her zappeln muss. Wir sehen die affektlose, ja stumme Ausdrucksweise und fehlende Kommunikation in der Familie oder eine elterliche Sprache mit hohlen Regeln und Verboten. Das Zappeln des Kindes ist Teil dieser Situations- und Kommunikationsstruktur, ebenso wie die Hilflosigkeit und Ohnmacht der Eltern.

3. Psychopathologische und verhaltensanalytische Betrachtung des Verhaltens eines hyperaktiven, impulsiven und aufmerksamkeitsgestörten Kindes

Aus einer anderen Blickrichtung kann das auffällige Kind *selbst* in seiner eigenen spezifischen körperlichen und seelischen Gestalt erfasst werden. Im psychischen/psychopathologischen Befund kann das Verhalten des Kindes nach bestimmten Kategorien etwa in folgender Weise beschrieben werden:
Anlass für die Vorstellung bei uns Ärzten und Psychotherapeuten ist bei Kindern wie Jakob oft eine Störung des Sozialverhaltens in der Kindergruppe, insbesondere in der Schule. Eltern schildern uns dominantes oder verweigerndes Verhalten gegenüber Eltern und Erziehern, Aggressivität oder Imponiergehabe gegenüber Kindern und fehlende Einordnung in die Gruppe. In der Interaktion mit uns und den Eltern erleben wir das hyperaktive Kind meist unkooperativ, vielleicht kaspernd und albernd oder distanzgemindert. Oft müssen wir eine Empathiestörung vermuten, da wir als Gegenüber nicht wahrgenommen, geschweige denn in unseren Bedürfnissen, z. B. nach ruhiger Gesprächsführung und Sitzordnung, akzeptiert werden.
Neben dem Hauptsymptom der Hypermotorik schildern Eltern oft impulsives Verhalten, z. B. dass ihr Kind handelt, ohne zu überlegen oder im Verhalten unberechenbar und unvorhersehbar ist. Es hat eine geringe Frustrationstoleranz, kann schlecht warten oder verzichten und rastet schnell aus. Eine Aufmerksamkeitsschwäche und erhöhte Ablenkbarkeit wird vor allem in der Schule und in Gruppen beschrieben oder zuhause bei den Hausaufgaben beobachtet. Emotional werden Kinder wie Jakob von ihren Eltern oft wenig spürbar geschildert, auch mit starken Stimmungsschwankungen. Zuhause weinen sie schnell, sie können beim Spiel nicht verlieren und reagieren extrem empfindlich bei Kritik. Diese emotionale Komponente der Störung ist bei der Erstdiagnostik und auch in der folgenden Zeit bei hyperkinetischen Kindern oft schwer nachzuvollziehen. Sie bleiben zunächst affektiv indifferent, wirken allenfalls gereizt und dysphorisch. Von den Eltern geschilderte Ängste in sozialen Kontakten mit anderen Kindern oder Trennungsängste von der Mutter werden vom Kind verleugnet und hinter euphorischer Umtriebigkeit versteckt. Bei den schwerer gestörten Kindern – zu denen ich auch Jakob zähle – können wir formale und inhaltliche Denkstörungen mit weitschweifigen Wiederholungen, Ideenflucht, Vorbeireden, Gedankenabreißen, Zerfahrenheit oder Größenideen, selten

auch Beeinträchtigungs- und Verfolgungsgedanken beobachten. Andere Besonderheiten wie zwanghafte Mechanismen (z. B. peinliche Ordnung mit dem eigenen Spielzeug, große Genauigkeit beim Lernen, wenn es denn so weit kommt) sowie somatoforme Störungen (Schlafstörungen, Kopfschmerzen, Einnässen, auch Selbstverletzungstendenzen) können eine Rolle spielen.

Zur diagnostischen Orientierung haben wir die in ICD-10 oder DSM IV benannten Mindestanforderungen für Verhaltensauffälligkeiten, die für die Diagnose eines hyperkinetischen Syndroms im Sinne eines AD- oder ADH-Syndroms erfüllt sein sollten. Bei Kindern wie Jakob, bei denen vor allem Hyperaktivität und Impulsivität sowie erhöhte Erregbarkeit zentrale Symptome sind, spricht man von einem ADH-Syndrom. Die Aufmerksamkeitsstörung ist zentrales psychopathologisches Symptom des AD-Syndroms, das nicht mit Hyperaktivität einhergeht.

So viel zur Erhebung des psychopathologischen Befundes eines hyperaktiven und impulsiven Kindes.

Unsere empirischen Erfahrungen werden durch wissenschaftliche Untersuchungen untermauert. In den letzten Jahren ist eine Fülle von vor allem kognitiven Auffälligkeiten bei hyperkinetischen Kindern in Einzelparametern untersucht worden. Ich möchte zwei Aspekte herausgreifen, die unsere psychopathologischen Beobachtungen zu belegen scheinen.

Bei hyperkinetischen Kindern besteht eine Störung in der Impuls- und Handlungskontrolle, die sich auch im motorischen System zeigt. Der wichtigste Vorgang beim Erwerb willentlicher Handlungskontrolle im Verlauf der kindlichen Entwicklung ist die Abkoppelung der emotionalen Impulse von den exekutiven Impulsen, welche in das motorische System übergehen wollen. Ein Impuls zu einer Handlung muss gehindert werden, in das motorische System ›überzuschwappen‹.

Diese Hypothese wird durch die klinische Erfahrung bestätigt, dass bei Kindern mit hyperkinetischer Störung verschiedenen Alters Emotionen aller Art direkt – als gebe es einen Kurzschluss zwischen beiden Systemen – in das motorische System zu fließen scheinen. Wir kennen das von kleinen Kindern bis zum 5./6. Lebensjahr, die uns all ihre innere Bewegung und Lebendigkeit durch Körpersprache erzählen – hyperkinetische Kinder (die Diagnose fordert das Erreichen des 6. Lebensjahres) scheinen in dieser »Sprache« hängen geblieben zu sein. Emotionale Impulse sind bei ihnen in der Regel stärker als kognitive oder exekutive (das Kind will z. B. lieber spielen als Hausaufgaben machen).

Die erfolgreiche Handlungskontrolle und Handlungsregulation setzen eine bewusste Steuerung und Bewertung verschiedener konkurrierender emotionaler, kognitiver und exekutiver Impulse voraus. Das ist eine bereits komplexe Leistung der Selbst- und Handlungsorganisation. Diese entsteht dadurch, dass einzelne kognitive Teilprozesse im Laufe der Entwicklung zu einem übergreifenden System integriert werden, welches zu willentlicher Selbst- und Handlungskontrolle befähigt. Die bewusste Handlungskontrolle bekommt eine ›kognitive Repräsentanz‹ im Sinne geistiger Präsenz. Dazu können dem Kind das Spiel, vor allem das Rollen- und Symbolspiel, und die Sprache in ihren verschiedenen Ausformungen zwischen Selbstgespräch und Gespräch mit anderen hilfreich sein.

Andere verhaltenspsychologische Forschungen und Untersuchungen zur Motivationsforschung untersuchen das Erregungsniveau bei hyperkinetischen Kindern. Es ist davon auszugehen, dass jeder Mensch ein bevorzugtes Maß an Erregung durch äußere Reize ertragen kann, und dass das optimale Erregungsniveau individuell deutlich variiert. Beispielsweise kann bei zu geringer Stimulation der Wahrnehmung, z. B. durch Außenreize, vor allem in frühen Entwicklungsphasen ein verstärktes Neugierverhalten als Folge resultieren. Hyperaktive Kinder können unter normalen Reizbedingungen ständig bedacht sein, neue Reize zu empfangen (»sensation seeking«), und suchen offenbar nach einem höheren optimalen Erregungsniveau für sich.

4. Ansichten vom Körper des hyperkinetischen Kindes

Mit Begriffen wie ›kognitive Repräsentanz‹ und ›Erregungsniveau‹ verwenden Verhaltenspsychologen Worte, die eine Verbindung zu Vorstellungen vom Körper herstellen. Von der Beziehungsdiagnostik, der Formulierung eines psychopathologischen Befundes und der Verhaltensanalyse soll der Blick nun auf Befunde vom Körper des hyperkinetischen Kindes gerichtet werden.

Handfeste, sichtbare Befunde vom Körper, der organischen Beschaffenheit und Funktionsweise des zentralen Nervensystems, können durch die körperliche und neurologische Untersuchung gewonnen werden. Oft ergeben sich Entwicklungsrückstände der Motorik, speziell der Fein- und Grobmotorik mit so genannten ›soft signs‹ (minimale neurologische Auffälligkeiten), ebenso auch Sprachentwicklungsrückstände und Besonderheiten der Stimme oder andere umschriebene Entwicklungsrückstände.

Als weitere sichtbare Botschaft von der Funktionsweise des Gehirns wird routinemäßig der EEG-Befund ausgewertet. Manchmal werden Entwicklungsverzögerungen bestätigt. In der normalen Ableitung zeigen sich aber keine spezifischen Veränderungen, welche eine zu erwartende Störung der kognitiven Reizverarbeitung, der Impulskontrolle oder Handlungsorganisation abbilden. Auch Untersuchungen der Hirnsubstanz mit bildgebenden Verfahren in Computertomographie oder NMR- (Nuclear-Magnetic-Resonanz-) Untersuchung sind in der Regel normal.

Für weitere Einblicke in den Körper des hyperkinetischen Kindes sind wir auf unsere Vorstellung angewiesen. Dabei helfen uns Bilder und Ergebnisse aus wissenschaftlichen Untersuchungen mit neuen bildgebenden Verfahren zu anatomischen und hirnfunktionellen sowie biochemischen Vorgängen im Gehirn. Verschiedene Regionen des Gehirns mit besonderer Zellstruktur haben unterschiedliche Aufgaben zu erfüllen.

Übereinstimmend scheinen Befunde auf eine Dysfunktion der frontalen, speziell präfrontalen Hirnregionen (z. B. bei Messungen des Glucoseumsatzes in PET- (d.h. Positronen-Emissions-Tomografie-) Untersuchungen) und auf eine Dysfunktion der Basalganglien (d.h. im Nukleus caudatus und Striatum) hinzuweisen.

Eine Dysfunktion im Frontalhirn erscheint klinisch sofort plausibel, da Kinder mit hyperkinetischem Syndrom Verhaltensstörungen zeigen, die denen von Kindern mit Frontalhirnsyndrom ähnlich sind, wie z. B. Impulsivität und Perseveration (vgl. Impulsivitätsforschung).

Für die Störung im motorischen System ist eine Beteiligung der Basalganglien klinisch ebenfalls unmittelbar einleuchtend, da diese gemeinsam mit der motorischen Rinde, dem Kleinhirn, aber auch Frontalhirn und Hippocampus für die Koordination von Bewegungen verantwortlich sind. Zusammen mit der Großhirnrinde sind sie an der Planung, Auswahl und Abfolge von Bewegungen und dem Bewegungsablauf beteiligt. Durch sie können Zielbereiche in der Rinde enthemmt und erregt oder für eine Erregung vorbereitet werden. Damit können sie mithelfen (Thalamus), das corticale Erregungsniveau anzuheben und die gerichtete Aufmerksamkeit zu verbessern (Edelmann, 1995, S. 204ff.). Andererseits stehen die Basalganglien auch mit dem Frontalhirn und dem limbischen System in Verbindung und werden in ihrer Aktivität durch diese Hirnbereiche beeinflusst. Sie spielen durch ihre Verbindung mit verschiedenen subcorticalen und corticalen Hirnbereichen eine wichtige Rolle bei Störungen der Impulsivität, Motorik und Aufmerksamkeit und sind über das limbische System auch mit emotionalen Vorgängen verbunden.

Wenn wir nun in unserer Vorstellung weiter in den Körper des hyperkinetischen Kindes vordringen und wie mit einer imaginären Lupe Körper- und Hirnzellen sowie die biochemischen Vorgänge dort betrachten, so überlassen wir uns der zellulären Dynamik des Körpers, aus der wir nur winzige

Ausschnitte betrachten können.
Unsere Körperzellen schwimmen in einem See von biochemischen Stoffen. Es sind ca. 60 Botenstoffe (Neurotransmitter) bekannt, welche unaufhörlich nach passenden Rezeptoren an Synapsen von Nachbarzellen suchen, die – ich möchte fast sagen voller Sehnsucht – nach ihnen vibrieren. Vieles scheint dem Zufall überlassen zu sein, anderes ist strenger und hierarchisch organisiert. Wenn eine Verbindung geklappt hat – die im statischen Modell immer im Sinne eines Schlüssel-Schloss-Prinzips dargestellt wird –, so werden an den Billionen von Synapsen von Augenblick zu Augenblick immer neue Erregungsmuster erzeugt, die miteinander interferieren und im Hirn in bestimmten Mustern eine »neuronale Repräsentation«, d.h. ein hirnorganisches Erregungsmuster zwischen bestimmten Zellverbänden, bewirken.

Aus der Fülle der Einzelbefunde über Neurotransmitter erscheint mir folgendes Modell klinisch plausibel: Die Störungsmuster hyperaktiver und impulsiver Kinder können mit ziemlicher Sicherheit nicht auf die Veränderung in einem einzigen Neutrotransmittersystem zurückgeführt werden. Am ehesten kann eine Imbalance zwischen erregenden und hemmenden Neurotransmittersystemen angenommen werden, die sich möglicherweise vor allem in den eben beschriebenen Kernbereichen des Gehirns auswirkt. Eine solche Imbalance könnte z. B. durch unterschiedliche Reifung eines Neurotransmittersystems in der Entwicklung eines Kindes zustande kommen. Als klinisch praktikabel hat sich für mich der Gedanke erwiesen, dass das Erregungs- und Aktivitätsniveau des Gehirns als eine Funktion der antagonistischen erregenden und hemmenden Neurotransmittersysteme aufgefasst werden kann. Wenn das Gehirn das notwendige Erregungsniveau für eine optimale Funktion z. B. bei einer Imbalance der Neurotransmittersysteme nicht erreichen kann, so muss es sich dieses Niveau durch körperliche, z. B. motorische Aktivität selbst schaffen (Wender, zitiert nach: Hocke, 1993, S. 119).

Auch die Substanz Methylphenidat (Handelsnamen: Ritalin und Medikinet), die am häufigsten zur medikamentösen Behandlung des AD/ADH-Syndroms eingesetzt wird, beeinflusst das Erregungsniveau des Gehirns. Methylphenidat wirkt auf das retikuläre Aktivierungssystem im Hirnstamm und hebt das allgemeine Vigilanz- und Erregungsniveau an, wodurch eine motorische Selbststimulation überflüssig werden kann. Es beeinflusst vor allem den Neurotransmitter Dopamin und stellt Dopamin vermehrt am synaptischen Spalt zur Verfügung. Vermutlich gelingt das durch Verminderung der ›Dopamin-Transporter‹, die Dopamin aus dem synaptischen Spalt wieder in die Zelle transportieren. Neue Befunde sprechen dafür, dass sich die Dichte der Dopamin-Transportsysteme im Striatum verringert. Dort wurde andererseits auch eine erhöhte Dichte von Methylphenidat-Bindungsstellen, die auch auf Dopamin ansprechen, gefunden. Mit diesem Befund kann der Einfluss von Methylphenidat auf die Funktion der Basalganglien und die motorische Handlungsplanung biochemisch untermauert werden. Klinisch und empirisch ist das vor allem in der Verbesserung der Visuomotorik hyperkinetischer Kinder nach Gabe von Methylphenidat zu beobachten.

Die Befunde zur biochemischen Wirkung von Methylphenidat könnten vielfältig erweitert werden, z. B. um einen möglichen Einfluss auf die Hemmung der MAO (Monoamin-Oxidase)-Aktivität (Trott, 1993, S. 60ff.).

Wir könnten jetzt auch mit unserer Vorstellung im Körper des hyperkinetischen Kindes weiter wandern und im vegetativen Nervensystem, am Herz und am Verdauungstrakt nach körperlichen Veränderungen suchen, die Methylphenidat als Nebenwirkungen erzeugen kann.

An dieser Stelle soll jedoch von der zellulären Ebene noch mehr ins Detail, in die molekulare Ebene des Körpers geschaut werden, um auch genetische Gesichtspunkte der hyperkinetischen Störung zu berücksichtigen.

In den Molekülen unserer Gene ist sämtliche Information über die Bausteine unseres Körpers gespeichert; durch Störungen in der Struktur der Gene oder in der Informationsübermittlung können alle körperlichen Prozesse verändert werden. Das bedeutet, dass genetische Veränderungen den Mangel eines Neurotransmitters, z. B. von Dopamin, bewirken können, aber auch eine Verminderung der Anzahl der Dopaminrezeptoren sowie strukturelle Veränderungen in den genannten Hirnkernen oder Entwicklungsverzögerungen einzelner körperlicher Prozesse und vieles mehr.

Eine genetische Disposition mit strukturellen Mängeln und Reifungsbesonderheiten muss in vielen Fällen bei hyperkinetischen Kindern angenommen werden, da die Störung familiär gehäuft auftritt. Meines Wissens wurde bisher kein spezifischer genetischer Defekt für die Disposition zu einer hyperkinetischen Erkrankung gefunden.

5. Ansichten von psychodynamischen Bedingungen des hyperkinetischen Kindes

Wir sind jetzt – auf der Suche nach verschiedenen Ansichten von Jakob, dem hyperkinetischen Kind – an einem schwierigen Punkt angekommen. Um Jakob weiter zu betrachten, müssen wir gedanklich über einen ›tiefen

Graben springen‹, uns von der Materie, der Substanz aus dem molekularen Bereich verabschieden und unsere Vorstellung auf die *inneren Bilder* von Jakob lenken. Dieser Blick eröffnet sich dem tiefenpsychologisch/analytischen Kinderpsychotherapeuten, der zur Beschreibung seiner Ansicht eine besondere Sprache hat – Subjekt, Objekt, Abwehr u. a. –, die für Organiker oft genauso schwer zu verstehen ist wie die ›Organsprache‹ für Psychotherapeuten.

Bei der praktischen tiefenpsychologisch/analytischen Arbeit mit Kindern und Jugendlichen stehen dem Kinder- und Jugendlichen-Psychotherapeuten als Instrumente die Analyse der Abwehrmechanismen und des Übertragungs- und Gegenübertragungsgeschehens zur Verfügung. Das zentrale Anliegen der psychodynamischen Diagnostik ist die Suche nach einem intrapsychischen Konflikt, der eine neurotische oder somatische Störung erklärt. Dabei wird besonderes Gewicht auf die emotionalen Vorgänge und deren Abwehr gelegt. Im therapeutischen Prozess steht die wechselseitige Beziehung zwischen Therapeut und Kind und der intrapsychische Konflikt des Kindes im Mittelpunkt und wird mittels Übertragung und Gegenübertragung analysiert und durchgearbeitet.

Wir wissen alle, wie uns zumute ist, wenn sie so an uns vorbeistürmen – die ›wilden Kerle‹. Wir fühlen uns überflüssig, unbedeutend, werden ungeduldig, unmutig, spüren ein Gefühl der Vergeblichkeit und unseren Impuls zu regeln und zu strukturieren. Haben wir uns auf eine tiefenpsychologische oder analytische therapeutische Begleitung eingelassen, so müssen wir im Gegenübertragungserleben auf unangenehme, manchmal kaum aushaltbare Körpersensationen gefasst sein.

Andererseits darf auch phantasiert werden:

Kinder wie Jakob scheinen motorisch, seelisch und geistig ständig unterwegs zu sein, man bekommt sie weder real noch im Kontakt zu fassen. Ihre Lebendigkeit wirkt wie eine Scheinlebendigkeit, die sich im Agieren erschöpft. Es ist, als ob ungeheure Kräfte in das Fliehen fließen, so als müssten sich alle Jakobs auf diese Weise ihrer Existenz versichern. Fast scheint es, als ob Hyperkinese Überlebensstrategie sei zur Rettung eines lebendigen Ich-Gefühls (Schaff/Bittner, 1994, S. 190ff).

Psychoanalytische Modelle fassen hyperkinetisches Verhalten als Ausdruck der somatischen Abwehr, auch im Sinne einer manischen Abwehr des Kindes auf.

Winnicott hat die »manische Abwehr« genauer beschrieben, durch die für das Kind eine Möglichkeit besteht vor existentiellen Verlustängsten und Depression in die äußere Realität zu fliehen (Berger, 1993, S. 146). Die Verleugnung zugrunde liegender Depression durch Hypomanie verhindert

einen schweren Rückfall der emotionalen Entwicklung auf einen desintegrierten Zustand – einen Rückfall in einen »Zustand des Wahnsinns« (Winnicott, 1994, S. 136). »Die entscheidende Tatsache, die die manische Abwehr verleugnet, ist der Tod in der inneren Welt oder eine Leblosigkeit, die sich auf alles erstreckt; die Betonung liegt in der manischen Abwehr auf dem Leben, auf der Lebendigkeit, der Verleugnung des Todes als abschließendes Faktum des Lebens.« (ebenda)
Winnicott spricht in seiner Beschreibung der manischen Abwehr eine grundlegende Frage der menschlichen Existenz an. Was kann diesen »Tod der inneren Welt« oder die »Leblosigkeit, die sich auf alles erstreckt« hervorrufen, wie sieht der intrapsychische Konflikt aus, vor dem das hyperkinetische Kind im Sinne der manischen Abwehr in die eigene Bewegung fliehen muss?
Stork (1993, S. 227ff.) hat den intrapsychischen Konflikt etwa in folgender Weise formuliert: Im Mittelpunkt der Störung steht die Beeinträchtigung bis hin zur Unterdrückung des Prozesses der Individuation des Kindes. Diese Beeinträchtigung kommt durch Erwartungen, Vorstellungen und Forderungen der Eltern zustande, die auch den Eltern meist unbewusst sind. Diese Vorstellungen und Erwartungen haben sich aufgrund der eigenen Lebensgeschichte und eigener Erlebnisse in den Eltern gebildet und üben einen unbewussten Zwang auf das Kind aus, mit dem sie sein Denken, seine Neugierde und sein Lebensgefühl beeinflussen können.
(Zur Erinnerung: selbst der Zappelphilipp beginnt mit einer Erwartung: »Ob der Philipp heute wohl still bei Tische sitzen will?«)
Dieser unbewusste Zwang durch Delegationen und Projektionen der Eltern muss im psychischen Sinne als Übergriff gewertet werden. Das hyperkinetische Kind nun reagiert einerseits in Übereinstimmung mit den elterlichen Vorstellungen, so dass es – wie Stork sagt – zu einer Art »psychischer Verklebung zwischen Mutter und Kind« im Sinne einer Idealisierung und Verwirklichung einer gemeinsamen narzisstischen Illusion kommen kann. Andererseits aber entsteht im Kind mit dem Gefühl, psychisch überwältigt und beherrscht zu werden, eine Ohnmacht, eine tiefe, meist auch unbewusste Ablehnung gegenüber der geliebten Mutter, was Aggressionen entstehen lässt, die unterdrückt und verleugnet werden müssen. Die verleugnete Aggression kann sich zu intensiven sadistischen Regungen steigern, die wiederum heftige Schuldgefühle hervorrufen.
Der intrapsychische Konflikt des hyperkinetischen Kindes kann folgendermaßen zusammengefasst werden:
Nach psychoanalytischem Verständnis kann hyperkinetisches Verhalten als somatischer Ausdruck des psychischen »Schwankens und Oszillierens

zwischen narzisstischer Verbundenheit mit den Mutterbildern« und einer »Öffnung hin zu eigener Identität und Individuation« (Stork, 1993, S. 229) angesehen werden. Die psychische Entwicklung des Kindes droht »in eine Kreisbewegung« zu münden, »die keinen dritten Weg möglich macht« (Stork, 1993, S. 230). Hyperkinetisches Verhalten kann als Abwehr und Lösungsversuch angesehen werden, um den ausweglos erscheinenden intrapsychischen Konflikt, der im Sinne Winnicotts den psychischen Tod des eigenen Ich bedeuten könnte, durch Leugnung und Abspaltung unkenntlich und unzugänglich zu machen.

6. Das hyperkinetische Kind im Spannungsfeld des Geist-Körper-Dialogs

Mit dieser Darstellung vom möglichen intrapsychischen Konflikt eines hyperkinetischen Kindes haben wir uns in scheinbar unüberwindbare Distanz zum organischen Substrat, zu Neuronenverbänden und Neurotransmittern, aber auch zu verhaltenspsychologischen Konzepten von der mangelhaften Handlungs- und Impulskontrolle begeben.
Wir sind beim *Geist-Körper-Konflikt* angekommen, der unüberbrückbar zu sein scheint.
Wie bei kaum einem anderen Störungsbild wird bei Diskussionen um das hyperkinetische Kind von ärztlichen, psychologischen oder psychotherapeutischen Helfern mit Macht das eigene Erklärungsmodell vertreten und alles andere kritisiert und entwertet. Dabei scheint die Dynamik des intrapsychischen Geschehens hyperkinetischer Kinder eine Rolle zu spielen. Ihr intrapsychisches Spannungsfeld wird auf die Helfergruppen projiziert und dort – stellvertretend für die verdrängten und abgespaltenen Affekte des Kindes – im sozialen Umfeld erlebt und leider oft agiert. Wir haben es mit z.T. schwer gestörten Kindern zu tun. Ihre manchmal extreme Abwehr affektiven Erlebens und ihre große narzisstische Verwundbarkeit wird unter den Helfern in Machtspielen (mit Slogans wie: »Spieltherapie kontraindiziert«) und in heftigen Grabenkämpfen um medikamentöse Therapien mit Verleugnung affektiver Anteile der Störung in Szene gesetzt.
Immer sollten wir uns dabei jedoch über das gemeinsame Therapieziel im Klaren sein: Im therapeutischen Prozess müssen diese Kinder eine hohe somato-psycho-soziale Integrationsleistung vollbringen. Die dazu notwendige zentrale Aufgabe und Leistung der Helfer ist es, in sich selbst die gedankliche Integration psychosozialer und körperlicher Aspekte vom

Störungsbild dieser Kinder zu bewältigen, um der Komplexität der Störung der Kinder gerecht werden zu können und integrative Behandlungskonzepte in Bewegung setzen zu können. Doch die Umsetzung dieser Erkenntnis ist schwierig: Es gibt keine gemeinsame Sprache, die eine Annäherung oder den ›inneren Spagat‹ zwischen den verschiedenen Ansichten einzelner Erklärungs- und Störungs-Modelle – insbesondere der somatisch/hirnorganischen und tiefenpsychologischen – erleichtern könnte.

7. Kurzer Exkurs zum Geist- Körper-Dialog in der Sprache von Psychoanalytikern und Neurowissenschaftlern

Oder doch? Der ›Graben‹ erscheint nicht mehr ganz so breit, wenn wir uns klarmachen, was wir meinen, wenn wir von Seele/Psyche oder von Emotionen sprechen. Quasi stellvertretend für einen möglichen Geist-Körper-Dialog möchte ich Psychoanalytiker und Neurowissenschaftler mit ihren neuen Modellen und Ideen zu dieser Frage zu Wort kommen lassen. Damit mache ich einen kleinen Exkurs, weg vom hyperkinetischen Kind, der vielleicht aber neue Perspektiven eröffnen kann.

Der Kinderarzt und Psychoanalytiker Winnicott definiert: »Je nach Blickwinkel kann man den Menschen als körperliches oder aber als psychisches Wesen betrachten. Es gibt den Körper und es gibt die Psyche. Überdies besteht zwischen beiden eine wechselseitige Beziehung, deren Komplexität stetig wächst, und diese Beziehung wiederum wird von dem, was wir den ›Geist‹ nennen, organisiert.« (Winnicott, 1994, S. 41) »Grundlage der Psyche ist das Soma, das auch evolutionsgeschichtlich älter ist. Die Psyche nimmt ihren Anfang in Form der imaginativen Bearbeitung von Körperfunktionen, und ihre wichtigste Aufgabe besteht darin, frühere Erfahrungen und mögliche Entwicklungen mit einem Bewusstsein für die Gegenwart und den Erwartungen, die in die Zukunft zielen, zu verbinden. So entsteht das Selbst. Natürlich kann die Psyche unabhängig vom Gehirn und seinen Funktionen nicht existieren.« (Winnicott, 1994, S. 50)

Fast wie das organische Gegenstück dazu liest sich das, was der Neurowissenschaftler Antonio Damasio in seinem Buch *Descartes Irrtum* (1997) als Grundlage dessen darstellt, was »Menschen als Seele bezeichnen« (Damasio, 1997, S. 17). Er meint damit die Empfindungen, die er als Wahrnehmungen vom sich ständig verändernden Körper und ihre neuronale Repräsentation im Sinne eines hirnorganischen Erregungsmusters definiert. Er spricht – als Neurowissenschaftler – auch in Bildern und definiert Empfindungen als Phänomene, die man wie durch ein Fenster betrachten könne – »ein Fenster, das sich direkt auf ein immer wieder aktualisiertes Bild von der Struktur und dem Zustand unseres Körpers öffnet« (Damasio, 1997, S. 15). Spannend finde ich, dass er in diesem Bild seinen Blickwinkel so wählt, als säße er im Gehirn und blickte auf den Körper nach draußen. Der eigene Körper wird damit zum Objekt der Außenansicht. Auf jeden Fall lässt er keinen Zweifel daran, dass der Körper ständiger Bezugspunkt aller geistig/seelischen Prozesse ist.

Das »Empfinden des Lebens selbst, das Empfinden des Seins« definiert Damasio als »Hintergrundempfinden« (Damasio, 1997, S. 207), bei dem rhythmisch wiederkehrende minimale Empfindungen unseres Körpers neuronal repräsentiert werden, solange wir leben. Empfindungen, Hintergrundempfindungen bilden für Damasio gemeinsam mit unseren biographischen Erinnerungen und dem Bewusstsein von der Vergangenheit, der Gegenwart und Zukunft die Grundlage des »neuronalen Selbst« (Damasio, 1997, S. 313ff.). Diese Hintergrundaktivität im Sinne spontaner Entladungen der Neuronenverbände des Gehirns produziert eine Grundspannung im Hirn, auf der alle übrigen neuronalen Repräsentationen aufbauen.

Der Psychoanalytiker Solms (1996, S. 485ff.) schreibt dazu ergänzend: Neurotransmitter und Hormone können diese spontane Entladungsfrequenz, die Grundspannung, unspezifisch modulieren und die Erregungsschwelle der Neurone heben und senken. Dadurch kann das Bewusstseinsniveau durch Veränderung von Wachheit, Orientierung, Aufmerksamkeit verändert werden.

Die Seele hat für den Kinderanalytiker Winnicott mit der »imaginativen Bearbeitung« von Körperzuständen zu tun und ist für den Neurowissenschaftler Damasio die *Wahrnehmung* der Körperzustände – beide beziehen die Seele eindeutig auf den lebenden Zustand des Körpers. Ihre Definitionen des neuronalen Selbst bzw. des Selbst klingen analog und lassen Entsprechungen erkennen. Trotzdem scheint der ›Graben‹ zwischen materieller und immaterieller Gestalt weiter zu bestehen, denn imaginative Bearbeitung ist wohl etwas anderes als Wahrnehmung.

Was kann zwischen Psyche und Soma vermitteln? Wir alle kennen die verbindende Kraft der Emotionen – sie sind ›Boten‹ zwischen den Menschen, aber auch ›Grenzwesen‹ zwischen immaterieller und materieller Gestalt, Psyche und Soma. Da sie sowohl psychisch als auch physisch beschrieben werden können, sind sie wie die ›Währung‹, die zwischen Psyche und Soma vermittelt. Freud hatte noch die Triebe als solche Grenzwesen bezeichnet und Emotionen nur den Rang von Sekundärphänomenen zugeordnet. Heute sind sich Psychoanalytiker und Neurowissenschaftler der herausragenden Bedeutung emotionaler Prozesse, vor allem in therapeutischen Prozessen bewusst. Auch sprachlich hat man sich verständigt: Emotionen werden als Sammelbegriff verstanden und in Affekte und Gefühle unterteilt. Affekte sind körperliche Prozesse (vgl. Solms, 1996, S. 485ff.) mit physiologischen und neurohumoralen Anteilen sowie einer Handlungskomponente, die sich an der Skelettmuskulatur manifestiert und einer Ausdruckskomponente, die sich z. B. in Stimme, Gesichtsausdruck und Haltung zeigt. Gefühle verlangen dagegen eine subjektive Empfindung und die Fähigkeit zur Empathie, d.h. die sprachliche Interpretation und Selbstreflexion einer subjektiven Empfindung.

Trotzdem besteht noch eine Differenz, die wieder den oben beschriebenen ›Graben‹ betrifft. Der Psychoanalytiker Solms bezieht sich selbst auf Damasio und seine Interpretation der Empfindungen und der Seele und kritisiert, dass Affekt »nicht die Wahrnehmung einer Wahrnehmung, sondern die Wahrnehmung eines an sich unerkennbaren inneren Vorgangs« sei. »Dieser Vorgang wird zwar gleichzeitig *auch,* allerdings nur vage, über die äußere Bewusstseinsoberfläche als Körperempfindung wahrgenommen, insofern gehen Affekte typischerweise mit Körperempfindungen einher; dennoch sind diese beiden Wahrnehmungsweisen wohl zu unterscheiden.« (Solms, 1996, S. 512, Fußnote 34) In Anlehnung an Freud nimmt Solms an, dass psychische und somatische Erscheinungsformen des Affekts zwei Repräsentationsweisen ein und desselben Geschehens sind, das als solches unerkennbar bleibt. Auf der inneren Bewusstseinsoberfläche erscheint der an sich unerkennbare Vorgang als Emotion (z. B. Erschrecken), auf der äußeren als körperliches Phänomen (z. B. Herzklopfen).

Mit diesem Diskurs zu Fragen nach der Natur der Seele und der Bedeutung der Emotionen wollte ich zeigen, dass in neurowissenschaftlicher und psychoanalytischer Literatur heutzutage nach Annäherungen gesucht wird, es sogar zum Dialog kommt, der uns im praktischen Alltag leider oft nicht gelingt. Ich wollte auch deutlich machen, dass wir in unserer Arbeit mit Kindern dann, wenn wir Vorstellungen von der Seele entwickeln, nicht weit vom Körper entfernt sind, auch wenn das in sprachlichen Formulierungen nicht mehr zu erkennen ist.

8. Ansätze für ganzheitliche Perspektiven und Ansichten vom hyperkinetischen Kind

Es ist unsere ständige innere Arbeit als ärztliche Psychotherapeuten und Kinder- und Jugendpsychiater, den Bogen von den familiären Interaktionen über Psychopathologie, Verhaltensanalyse und Hirnorganik hinüber zu spannen zur seelischen Gestalt eines Kindes und zu psychodynamischen Krankheitsmodellen. Die einzelnen Perspektiven können gleichzeitig gedanklich ein Bild ergeben – wie ein Puzzle –, auch wenn Übergänge, Erklärungen und Verständnis über Zusammenhänge noch nicht möglich sind – dem Puzzle einzelne Teile fehlen.

Wir haben diesen Bogen wie eine Brücke ständig im Kopf – mit einem gedanklichen ›Pfeiler‹ im organischen und einem anderen im seelischen Material.

Ich möchte drei Ansätze darstellen, mit denen wir in der diagnostischen und insbesondere therapeutischen Arbeit mit Kindern wie Jakob den ganzheitlichen, integrativen Heilungsprozess fördern können und mithelfen, dass das Kind sich im Spannungsfeld des Geist-Körper-Dialogs zurechtfindet:

1. Indem wir unser psychiatrisches/psychotherapeutisches Handeln im Bewusstsein vom psychoanalytischem Theoriewissen ausführen (z. B. wird die Gabe eines Medikamentes in einem anderen gedanklichen Behandlungskontext erfolgen, wenn ich mir über den seelischen Konflikt eines Kindes bewusst bin).

2. Indem wir auf die Integration abgespaltener, unaushaltbarer und schwieriger Affekte wie Ohnmacht, Ausgeliefertsein, Panik, Angst, Wut und Trauer hinarbeiten.

Das sollte unser therapeutisches Ziel sein, allerdings: Solche Affekte oder Gefühle sind nur aushaltbar, wenn das familiäre Gefüge relativ stabil und haltend erlebt wird, wenn eigene Handlungskompetenz, relativ stabile Ich-Kräfte und Steuerung der Impulse möglich sind.

3. Indem wir immer die Entwicklungsperspektive einbeziehen. Das möchte ich zum Schluss genauer ausführen:

Wir haben in der Kinder- und Jugendpsychiatrie spezielle Instrumente zur Entwicklungsdiagnostik und Entwicklungspsychopathologie entwickelt, die uns ein neues Verständnis mit Annäherung und Perspektiven auf die unendliche Vielfalt von Variationsmöglichkeiten der Evolution des Menschen eröffnen. Dabei berücksichtigen wir gedanklich die Dynamik biologischer Vorgänge in ihrer besonders zu Beginn des Lebens unmittelbaren

Wechselwirkung zwischen genetischen Vorgaben und Umwelterfahrungen (d.h. auch Beziehungserfahrungen), und wir untersuchen die Dynamik der Psyche, die in ihrer wechselseitigen Beziehung zum Körper in ihrer Komplexität stetig wächst.

Als Beispiel möchte ich die Entwicklung der motorischen Fähigkeiten des Kindes in ihrer Verschränkung mit Umwelt- und Beziehungserfahrungen, aber auch Selbsterleben und Affektivität darstellen. Dabei wird auch deutlicher werden können, warum das psychomotorische System geeignet ist, den intrapsychischen Konflikt des hyperkinetischen Kindes zu zeigen.

Bewegungen sind erstes eigenständiges Kommunikationsmittel zwischen Mutter und Kind. Das Kind meldet der Mutter mit Bewegungen, dass es lebt und kann so auch vom Vater gespürt werden. Die Wahrnehmung der Bewegungen fördert die Phantasien der Eltern von ihrem Kind und gibt ihnen das spürbare Gefühl zu dritt zu sein (Berger, 1993, S. 41ff). Bewegungen ermöglichen dem Kind schon im Mutterleib die Selbstwahrnehmung und Erfahrung von Muskeln, Gelenken, Haut, von Spannung und Entspannung u. a. m. Vielleicht wirken sich diese Erfahrungen ganz wesentlich auf die Grundspannung der Neuronenverbände, die Ruhefrequenz, das Hintergrundempfinden aus, das wesentlich das neuronale Erregungsniveau bestimmt.

Postnatal besteht eine Wahrnehmungseinheit von psychischer und physischer Bewegung: Bewegung bleibt zentrales Ausdrucksmittel der eigenen Befindlichkeit des Kindes mit Affekten, Wünschen und Phantasien, aber auch wichtiges Kommunikationsmittel zu Eltern und anderen Personen und spiegelt die Beziehungserfahrungen des Kindes wie eine »visuell wahrnehmbare Legierung« – wie man sie auch bei Künstlern der Pantomime vermittelt bekommt. Unterbrechungen der Beziehungskontinuität hinterlassen ihre Spuren in regressiven psychomotorischen Bewegungsmustern wie Apathie, Jactatio, aber auch vermehrter motorischer Unruhe (Spitz, nach Berger, 1993, S. 145).

Bewegungen haben erregende, stimulierende Wirkung, können andererseits auch Spannung vermindern und das innere Erregungsniveau regulieren. Sie sind bei kleinen Kindern wichtigstes »Abfuhrorgan« (Mahler, 1986, S. 102ff) einer intrapsychischen Spannung.

Das Kind lernt allmählich – im Sinne einer differenzierteren Ich-Leistung –, seine motorischen Bewegungen besser zu kontrollieren und Affekte nicht mehr unmittelbar in Handlung umzusetzen (s.o.). Es differenziert seine »Leistungsmotorik« von der »Ausdrucksmotorik« (Mahler, ebenda), muss immer wieder ein neues Gleichgewicht finden und lernen, das ungewollte Entweichen affektiver Regungen wie in einer »Gefühlsinkontinenz« zu verhindern. Das scheint im Vorschulalter bzw. beginnenden Schulalter besonders schwierig zu sein, da affektive Regungen oder vielleicht Triebregungen libidinöser oder aggressiver Art – vielleicht aber auch körperliche Reifungsvorgänge – das innere Erregungsniveau (psychisch und neuronal) besonders heftig labilisieren und zu einer Imbalance mit relativer Schwächung der »Leistungsmotorik« und der Ich-Kräfte führen.

Die Entwicklungsperspektive zeigt: Im psychomotorischen Ausdruck fließen innere Befindlichkeit, Affekte und körperlicher Erregungszustand mit Beziehungserfahrungen des Kindes ineinander.

Damit schließt sich der Kreis. Beziehungen, Beziehungserfahrungen und Affekte sind in unserem Körper verschlüsselt und werden im psychomotorischen Ausdruck für alle sichtbar. Wir können viele Vorstellungen entwickeln, was das Hin und Her eines Jakob oder Zappelphillip über die Beziehungskontinuität zu seinen primären Bezugspersonen aussagt: Vielleicht ist er innerlich durch die Erziehungsdifferenz zwischen den Eltern verunsichert, oder viel mehr noch zwischen den so unterschiedlichen inneren Bildern von seinen Eltern hin- und hergerissen. Vielleicht zieht ihn die »psychische Verklebung« (vgl. Stork, 1993, S. 227ff.) mit seinen Mutterbildern in die Kreisbewegung zwischen Autonomie und Regression, die er in einer körperlichen Entsprechung zum Ausdruck bringt.

Vielleicht ist alles aber auch umgekehrt: Er bringt eine genetische oder biologische Besonderheit mit auf die Welt, die zu einer Labilität im körperlichen Erregungsniveau beiträgt, oder er hat früh traumatische Erfahrungen mit seinem Körper machen müssen, die unangenehme Körpererfahrungen und damit auch unangenehme, vielleicht unaushaltbare Körpersensationen und Affekte verursacht haben. Dann ist eine angemessene psychische Entwicklung in der »imaginativen Bearbeitung« (vgl. Winnicott, 1994, S. 50) von Körpersensationen nicht mehr möglich.

Zappelphillip liegt am Ende ruhig unter der Tischdecke, vielleicht – wie gesagt – wie unter einem Leichentuch, vielleicht aber auch froh, dass er nun endlich für sich ist und seine Eltern wenigstens so – in ihrer »großen Not« – vereint hat.

So wie Heinrich Hoffmann seinen Zappelphillip unter dem ›Essen für den Vater‹ vergraben hat, habe ich Jakob unter Modellen und Theorien versteckt. Theorien sind unser ›Futter‹, unter dem wir nur allzu gern das Kind in seiner Individualität vergessen. Ich wollte deutlich machen, dass unsere Theorien und Modelle verschiedene Ansichten zeigen, die alle in sich stimmig sein können. Theorien können für uns wie ›Übergangsobjekte‹ für den Zugang zum Kind sein, sie helfen uns einzelne und auch verschiedene Ansichten vom Kind zu entwickeln. Kinder- und jugendpsychiatrische und

-psychotherapeutische Arbeit bedeutet, diese in sich schlüssigen Modelle flexibel, entsprechend der eigenen therapeutischen Möglichkeiten und der Entwicklungsmöglichkeiten von Kind und Eltern anzuwenden und dabei Körper und Seele in ihrer wechselseitigen Beziehung im Auge zu haben. Selbstverständlich ist dennoch, dass wir uns immer wieder fragen: »Jakob, wo bist du?«

9. Summary

Different aspects of the hyperkinetic child's disease are demonstrated by family therapeutic, behavioural, psychopathological, psychodynamic and biological theories of ADHD. They ought to be applied individually for differential diagnosis and differential indication by physicians and psychotherapists.

10. Literatur

Berger, M. (1993): Und die Mutter blickte stumm auf dem ganzen Tisch herum, in: *Kinderanalyse*, Heft 2, Klett-Cotta, Stuttgart

Damasio, A. R. (1997): *Descartes Irrtum, Fühlen, Denken und das menschliche Gehirn*, dtv, München

Eckstaedt, Anita (1998): *»Der Struwwelpeter«. Dichtung und Deutung*, Suhrkamp, Frankfurt am Main

Edelmann, G. M. (1995): *Göttliche Luft, vernichtendes Feuer*, Piper, München

Hocke, R. (1993): Zur Problematik des hyperkinetischen Syndroms, in: *Kinderanalyse*, Heft 2, Klett-Cotta, Stuttgart

Hoffmann, Heinrich (1845): *Der Struwwelpeter*, Nachdruck der Frankfurter Originalausgabe 1992, Esslinger Verlag J. F. Schreiber, Esslingen

Mahler, M. S. (1986): *Studien über die drei ersten Lebensjahre*, Klett-Cotta, Stuttgart

Schaff, C.; Bittner, G. (1994): Das Zappelphilipp-Syndrom, in: Bittner, G.: *Problemkinder*, Vandenhoeck und Ruprecht, Göttingen

Solms, M. (1995): Was sind Affekte? *Psyche*, 50, 485-522

Stork, J. (1993): Über die psychischen Hintergründe des hyperkinetischen Verhaltens, in: *Kinderanalyse*, Heft 2, Klett-Cotta, Stuttgart

Trott, G.-E. (1993): *Das hyperkinetische Syndrom und seine medikamentöse Behandlung*, J.A. Barth, Leipzig

Winnicott, D. W. (1994): *Die menschliche Natur*, Klett-Cotta, Stuttgart

Christa Schaff, Stuttgarter Str. 51, D-71263 Weil der Stadt

Forum

Maria Teresa Diez Grieser
*Psychodynamische und neuropsychologische Überlegungen zur
Erfassung und Behandlung von Kindern mit kognitiven Ausfällen
Zwei Fallbeispiele*[1]

1. Übersicht

Die vorliegende Arbeit betont die Wichtigkeit eines verstehenden und integrierenden Vorgehens im Umgang mit Kindern mit kognitiven Störungen. Emotionen und kognitive Prozesse beeinflussen sich gegenseitig. Kinder mit kognitiven Störungen erleben sich häufig als inkompetent und überfordert. Diese Gefühle können schlecht im Selbst integriert werden und wirken sich negativ aus. Anhand zweier Fallbeispiele wird aufgezeigt, wie bei der Erfassung und bei der Behandlung von kognitiven Ausfällen im Kindesalter sowohl kognitive Faktoren als auch psychodynamische und interaktionelle Aspekte berücksichtigt werden müssen.

2. Vorüberlegungen

Vor dem Hintergrund meiner eigenen klinischen Erfahrung, die zunächst ausschliesslich neuropsychologisch war und erst in einer späteren Phase psychodynamischem Arbeiten Platz machte, möchte ich mit der vorliegenden Arbeit versuchen, diese zwei Sichtweisen einander näher zu bringen. Von vielen in psychosozialen Institutionen Tätigen wird beklagt, dass integrative Ansätze zwischen der Klinischen Neuropsychologie einerseits und den psychodynamischen Theorien andererseits weitgehend fehlen. Auf der einen Seite trifft man auf hochspezialisierte Neuropsychologen, die Hirnfunktionen beschreiben und quantitativ zu erfassen versuchen, psychodynamische und interpersonelle Aspekte jedoch kaum miteinbeziehen. Auf der anderen Seite finden sich psychodynamisch orientierte Kliniker, die die kognitiven Schwierigkeiten ihrer Patienten vernachlässigen.
Ein hoher Prozentsatz der Kinder, die in Institutionen der psychosozialen

---

[1] Dieser Beitrag entstand im Rahmen meiner Tätigkeit als leitende Psychologin an den »Kinder- und Jugendpsychiatrischen Diensten St. Gallen«, Schweiz.

Versorgung, wie z.B. einem kinder- und jugendpsychiatrischen Dienst, vorgestellt werden, weisen kognitive Ausfälle auf (u.a. Schmidt, 1992), deren Erfassung und Beurteilung wichtig ist. Hinschelwood wies bereits 1917 darauf hin, dass emotionale und kognitive Störungen bei Kindern häufig gemeinsam auftreten. Neuere Forschungsergebnisse weisen auf Zusammenhänge zwischen kognitiven Ausfällen, depressiven Verarbeitungsformen und dem Auftreten von Ängsten hin (u.a. Epstein und Cullinan, 1985; Goldstein und Dundon, 1987). Kognitive Störungen im Kindesalter wirken sich auch negativ auf die soziale Kompetenz (Chapman, 1987) und die Akzeptanz der Kinder von Seiten der Peer-Group (u.a. Bender, 1987) aus.

Die klinische Praxis zeigt uns, dass psychodynamische und kontextuelle Faktoren die Erscheinungsform der kognitiven Ausfälle beeinflussen. Im direkten Kontakt mit den betroffenen Kindern interessiert die Frage, wie diese die kognitive Störung erleben. Das Kind nimmt wahr, dass es in unterschiedlichen Situationen überfordert und hilflos ist. Dieses immer wieder erlebte Gefühl des passiven Ausgeliefertseins kann meist nur schlecht im Selbsterleben integriert werden. Bereits Freud (Breuer und Freud, 1893) wies daraufhin, dass eine Erfahrung die Verarbeitungsmöglichkeiten einer gegebenen psychischen Struktur dann überfordert, wenn sie nicht im psychischen Apparat eingebaut werden kann. Dieses Integrationsvermögen wird durch kognitive Störungen erschwert. So gesehen können kognitive Ausfälle den Stellenwert eines kumulativen Traumas bekommen, was dazu führt, dass das Kind jene Erfahrungen vermeidet, in denen es sich völlig hilflos fühlt.

Emotionale Störungen beeinträchtigen die Lernprozesse und können zu Störungen der kognitiven Verarbeitung führen bis hin zur Pseudodebilität. Klinische Untersuchungen bei Kindern zeigen, dass angstneurotische Störungen, Phobien und Depressionen das Denken und somit die Bewältigung von Entwicklungsaufgaben in besonders starkem Ausmaß negativ beeinflussen (u.a. Nissen, 1986).

Es gibt vielfältige empirische Untersuchungen, die sich mit der Frage der Interdependenz zwischen Kognition und Emotion widmen. Ohne auf die Anfang der achtziger Jahre geführte Debatte um die kausale Abhängigkeit und um das zeitliche Primat von Emotion und Kognition genauer einzugehen (Zajonc, 1980; Lazarus, 1982) kann kaum bestritten werden, dass immer minimale kognitive Verarbeitungsprozesse einer emotionalen Reaktion vorausgehen. Neuere Forschungsergebnisse beschreiben die Beziehung zwischen Emotion und Kognition als eine enge Verzahnung oder verstehen sie als »komplementäre Prozesse, die sich reziprok beeinflussen und denen spezifische analytische bzw. motivationale Funktionen in der Handlungssteuerung und Handlungskontrolle zugeschrieben werden können« (Battacchi, Suslow und Renna, 1996, S. 34). Ciompi (1997) vertritt schließlich die Ansicht, dass erst die emotionalen Einfärbungen unserem Denken überhaupt Richtung und Bedeutung verleihen.

In Institutionen zur psychosozialen Versorgung von Kindern, wie z.B. in einem kinder- und jugendpsychiatrischen Dienst, sind differentialdiagnostische Überlegungen, welche die Interaktion zwischen kognitiven und emotionalen Prozessen sowie ihre Beziehungen zum sozialen Kontext miteinbeziehen, sehr wichtig und stellen hohe Anforderungen an die am diagnostischen Prozess Beteiligten.

Der Suche nach integrativen Ansätzen, die versuchen, die kognitiven Schwächen des Kindes möglichst differenziert zu erfassen, kommt m.E. ein besonderer Stellenwert zu. Dabei sollte die kognitive Störung nicht als statisches Persönlichkeitsmerkmal gesehen werden, dem nur durch lernende und übende Verfahren zu begegnen wäre, sondern sie sollte als dynamisches Geschehen verstanden werden, das durch psychische und interaktionelle Faktoren mitgestaltet wird. Cohen (1993) spricht von der Notwendigkeit eines »comprehensive diagnostic understanding of a learning problem«, das bereits eine therapeutische Wirkung haben könne.

Im Folgenden möchte ich mit Hilfe zweier Beispiele, einmal im Rahmen einer diagnostischen Begegnung mit einem Jungen, im zweiten Fall anhand einer sich über zwei Jahre erstreckenden therapeutischen Arbeit mit einem kleinen Jungen, neuropsychologische und psychodynamische Überlegungen miteinander verknüpfen und fruchtbar werden lassen.

Im ersten Fall zeige ich, wie im Rahmen des diagnostischen Prozesses das Beziehungsfeld zwischen Untersucher und Kind ausgelotet werden kann. Durch sorgfältige Verhaltens- und Interaktionsbeobachtung sowie deren Benennung können Hypothesen gebildet werden, die den diagnostischen Prozess vorantreiben und strukturieren.

Im zweiten Fallbeispiel möchte ich aus einer psychoanalytischen Therapie mit einem Jungen mit Sprachstörungen berichten. Anhand der Behandlung kann gezeigt werden, wie die Möglichkeit, aggressive Phantasien im Rahmen der Behandlung zu artikulieren und zu integrieren, die Lähmung der Phantasie und somit des Symbolbildungsprozesses aufhebt und einen Raum entstehen lässt, in dem die übenden Verfahren ihre Wirkung überhaupt erst entfalten können (im vorliegenden Fall Sprachheilkindergarten mit intensiver Logopädie).

3. Kasuistik

3.1 Diagnostische Überlegungen zu Alexander

Alexander wird von seinen Eltern in unserer Institution angemeldet. Er ist zu diesem Zeitpunkt knapp 8-jährig und wird als intelligenter, kreativer Junge beschrieben, der allerdings im sozialen Kontakt Schwierigkeiten habe und im Unterricht häufig störe.

Im ersten Gespräch lerne ich ein Elternpaar Ende 30 kennen, das etwas unsicher auf mich wirkt. Die Eltern berichten im Erstkontakt sehr ausführlich und bildhaft über ihr Kind. Beide – insbesondere jedoch die Mutter – betonen das Originelle und Positive des Jungen. Es wird gut spürbar, dass es sie einige Überwindung gekostet hat, unsere Institution aufzusuchen. Darauf angesprochen, berichten sie, dass sie sich erst nach einem eingehenden Gespräch mit Alexanders Lehrer dazu entschlossen hätten. In der Schule würde er leistungsmäßig gut mitkommen, er fühle sich aber nach seiner eigenen Einschätzung häufig unterfordert, was dazu führe, dass er sich langweile. Daheim gebe er seiner Unzufriedenheit mit der Schule freien Ausdruck, was sie – die Eltern – sehr verunsichere. Der Lehrer meine hingegen, dass Alexander in der Schule Aufgaben, die ihm Mühe machen, verweigere oder vermeide. Er sei oft unaufmerksam und falle durch sein Verhalten auf, weil er einerseits den Kontakt zu den anderen Kindern nicht finde, andererseits manchmal frech und vorlaut sei. Freunde und Nachbarn beschreiben Alexanders Kontaktverhalten als unverständlich. Auf genaueres Nachfragen berichtet die Mutter, dass der Zugang zu ihm schon immer recht schwierig gewesen sei und sie häufig gedacht habe, dass er »wie keinen eigenen Bezug zu sich« finde.

Nach einem weiteren Gespräch mit den Eltern, in welchem sie noch einiges über die Familiengeschichte sowie die Entwicklung von Alexander berichten, können sie den Auftrag an uns als Wunsch definieren, herauszufinden, was ihren Sohn daran hindere, in einen besseren Kontakt zu sich und Gleichaltrigen zu treten.

Alexander ist ein feingliedriger, schlaksiger Junge mit ernstem Gesicht. Unsere erste Begegnung gestaltet sich von Beginn an recht schwierig. Alexander nimmt keinen Blickkontakt mit mir auf und beginnt, während ich mit ihm rede, in meinem Zimmer herumzulaufen und einzelne Möbelstücke und Pflanzen zu untersuchen sowie einen großen Plüschelefanten anzufassen. Auf meine Fragen geht er verbal zunächst nicht ein. Ich fühle mich durch sein Verhalten irritiert und hilflos. Nach einer Weile benenne ich sein Verhalten und sage, dass ihm wohl die Situation in einer fremden Umgebung mit einer fremden Frau nicht so recht gefällt. Er nickt bejahend und läuft weiterhin im Zimmer herum. Ich schlage ihm vor, mit mir das Zimmer und die darin vorhandenen Gegenstände zu untersuchen, um sich danach auf einem Stuhl niederlassen zu können und mit mir zu sprechen. Er nickt und wir beginnen, gemeinsam meine beiden Zimmer zu explorieren. Er stellt mir einzelne Fragen zu den vorhandenen Gegenständen, und so entsteht ein über das jeweilige Objekt vermittelter Kontakt zwischen uns. Als wir auf das Thema Schule zu sprechen kommen, schaut er mich zum ersten Mal kurz an und meint, dass er die Schule blöd finde und dort Sachen machen müsse, die ihn nicht interessieren. Auf die Frage, was er besonders gerne mache, erzählt er, dass er gerne Spielsachen auseinander nehme. Dabei wirkt er sehr lebendig und freut sich sichtlich über mein Interesse. Während der Explorationsphase hat er einzelne Legoteile entdeckt. Auf mein Angebot hin beginnt er damit etwas zu bauen. Bis zu diesem Zeitpunkt war für mich eine grosse Anspannung und Angst spürbar gewesen, die nun überwunden scheint. Ich lasse ihn bei seiner Arbeit und erkläre ihm, dass ich ihm in der nächsten Sitzung Aufgaben geben werde, um zu schauen, wie er sie löst. Dies findet er eine gute Idee, und wir verabschieden uns.

Ich bleibe mit einer gewissen Unsicherheit bezüglich des weiteren Vorgehens zurück und überdenke diese erste Begegnung mit Alexander. Ich habe in dieser Sitzung einen interessierten, durchaus beziehungsorientierten Jungen erlebt, der bei mir große Sympathie weckt. Seine starke Angst und sein motorisch unruhiges Verhalten zu Beginn unserer Begegnung verstehe ich als Ausdruck einer Schwierigkeit, mit einem Übermaß an neuen Reizen gut umgehen zu können. Alexander hat Mühe, sich einen Überblick über neue Situationen zu verschaffen, er kann die Gesamtgestalt der Umwelt erst mit Hilfe einer eingehenden Exploration einzelner Teile zusammenfügen. Dazu braucht er viel Zeit und dies gelingt ihm nicht immer. Strukturierungshilfen, wie z.B. das Benennen der Situation und der Gefühle sowie konkrete Handlungsanweisungen durch mich – wie das gemeinsame Explorieren des Raumes –, wirken unmittelbar entlastend und werden von Alexander in adäquater Weise genutzt.

Wie meinen bisherigen Ausführungen entnommen werden kann, betrete ich nun das »differentialdiagnostische Spannungsfeld« und gebe zunächst der Hypothese einer kognitiven Funktionsstörung gegenüber derjenigen einer psychosozialen Störung den Vorzug. Dabei leiten mich meine Beobachtungen und Erlebnisse der ersten Sitzung, aber auch die Überzeugung, dass im Rahmen eines ganzheitlichen, diagnostischen Prozesses die Frage der Kognition eine wichtige Voraussetzung bildet zum besseren Verständnis der emotionalen und psychosozialen Phänomene.

Zur zweiten Sitzung erscheint Alexander gut motiviert und interessiert. Zunächst muss er nochmals mein Zimmer explorieren, was diesmal ohne meine Hilfe und in kürzerer Zeit geschieht. Danach beginnen wir mit der Durchführung des HAWIK-R. Alexander kooperiert gut, er verfügt über ein gutes Testinstruktionsverständnis und sein Arbeitstempo liegt etwa im Durchschnitt. Seine Spontansprache zeigt keine Besonderheiten und er ermüdet nicht auffällig. In diesem strukturierten Setting fühlt sich Alexander wohl, er hat regen Blickkontakt mit mir, erzählt und fragt vieles.

Die Analyse des HAWIK-R zeigt Folgendes: Alexander verfügt über eine im oberen Normbereich liegende kognitive Leistungsfähigkeit. Allerdings zeigt eine genaue Verlaufsbetrachtung der einzelnen Subtests Inkonsistenzen und z.T. deutliche Schwankungen. Die Ergebnisse des HAWIK-R werfen die Frage nach einer Aufmerksamkeitsstörung auf. Ich entscheide mich deshalb dafür, mit ihm einige neuropsychologische Testverfahren durchzuführen.

Meine Ankündigung weiterer Testaufgaben nimmt er mit Freude auf. Ich untersuche mit der von Perret und Mitarbeitern entwickelten Neuropsychologischen Testbatterie für Kinder (Version 1990) folgende Funktionsbereiche: Händigkeit, Konzentration, verbale und räumlich-figurale Erfassungsspanne, verbales und räumlich-figurales Lernen, verbales und räumlich-figurales Neugedächtnis, Gestaltschliessen, Links-Rechts-Unterscheidung, Körperschema, kognitive Flexibilität.

Während dieser beiden Sitzungen ist Alexander sehr kooperativ und stets bemüht, möglichst gute Leistungen zu erbringen. Bei der Durchführung einzelner Tests wirkt er jedoch sehr irritiert – seine kognitiven Schwächen werden sichtbarer. Darauf reagiert Alexander auf zwei Arten: Entweder nimmt er eine »Ich-will-es-nicht-Wissen«-Haltung an oder er wird mir gegenüber aggressiv-feindselig, was sich jedoch beim nächsten Test wieder legt. Am Schluss der Sitzungen ist er stolz auf sich.

In der Nachbesprechung der einzelnen Tests wird für ihn wie für mich deutlich, dass sich die offensichtlichsten Schwierigkeiten in den Tests zeigen, in denen komplexe Denkfunktionen geprüft werden.

Die Verhaltens- und Beziehungsprobleme von Alexander kann ich nun folgendermaßen als Ergebnis seiner kognitiven Störung verstehen: Seine Schwierigkeit bei der Reizfilterung macht für ihn den Umgang mit fremden Situationen (siehe Erstbegegnung) schwierig. Er muss sich sein Gesamtbild einzeln zusammenfügen, weil er nicht gleichzeitig auf geordnete Art und Weise verschiedene Stimuli und Sequenzen aufnehmen und verarbeiten kann. Dies ist wohl der Grund für das »Herumtigern«, so kommt er auf seine Weise zu Informationen und reguliert seine Angst. Es ist somit

eine eigentliche »Problemlösungsstrategie«. Kann er sich auf eine Aufgabe bzw. einen Stimulusbereich beschränken, ermöglicht ihm das, das andere auszublenden, und er wirkt ruhig und konzentriert.
Die Besprechung der Befunde mit den Eltern hilft ihnen, Ereignisse aus der Entwicklungs- und Beziehungsgeschichte mit Alexander und Schwierigkeiten im alltäglichen Umgang mit ihm besser zu verstehen und einzuordnen. Auf ihren Wunsch hin findet noch ein Gespräch mit dem Lehrer statt, der sich konkret u.a. Gedanken zur Sitzordnung in der Klasse macht und der für sich und Alexander neue Möglichkeiten des Zusammenarbeitens sieht. Da Alexander seit kurzem in psychotherapeutischer Behandlung ist, wird in Absprache mit dem Therapeuten die Frage der Durchführung einer Ergotherapie besprochen und vereinbart. Das Ziel der ergotherapeutischen Behandlung ist die Verbesserung der Konzentrationsfähigkeit bzw. die Entwicklung von Strategien, um komplexe Situationen und Inhalte besser zu verstehen und damit umzugehen. Die Empfehlung zusätzlicher therapeutischer Maßnahme geschieht aus der Überlegung heraus, dass ein graduelles Wachsen des Gefühls von Selbstkompetenz häufig nur dann im psychotherapeutischen Prozess entstehen kann, wenn parallel dazu auch andere Fortschritte und Erfolge erlebt werden können.

3.2. Gedanken zur psychotherapeutischen Behandlung von Michael
Michael, 6 Jahre alt, wird mir vorgestellt, weil seine Sprache trotz intensiver logopädischer Förderung in einem Sprachheilkindergarten kaum Fortschritte mache. Außerdem sei er gehemmt und wirke depressiv und unzufrieden. Ein erster Abklärungsversuch bei einem Psychologen sei von den Eltern abgebrochen worden, da Michael mit diesem kein Wort gesprochen habe.
Im Elterngespräch lerne ich eine sehr bemühte, eher ängstliche Mutter kennen, die sich für die Schuldige an Michaels Problemen hält. Sie wirft sich vor, während der Schwangerschaft zu viel gearbeitet zu haben, während der Geburt nicht genügend stark gewesen zu sein und später als Folge der ehelichen Konflikte für Michael nicht immer emotional verfügbar gewesen zu sein. Der Vater wirkt sehr zurückhaltend und nimmt gegenüber der Abklärung eine eher skeptische Haltung ein. Die Ängste seiner Frau sind ihm fremd, er findet sie z.T. auch lächerlich. Er scheint über seinen Sohn enttäuscht zu sein, bezeichnet ihn als bequem und teilweise von der Mutter »verzogen«. Ich fühle mich während dieses ersten Gespräches mit den Eltern hilflos und inkompetent, habe Angst mich zu äußern, da auf der einen Seite der ängstlich-sorgenvolle Blick der Mutter auf mir ruht, auf der anderen der stumme, mir aber kritisch-abwertend vorkommende des Va-

ters. Schließlich einigen wir uns darauf, dass ich Michael zunächst neuropsychologisch abklären werde, um seine kognitiven Fähigkeiten – sprachlicher, aber v.a. auch nicht-sprachlicher Art – besser zu erfassen und um zu sehen, welche Art von Unterstützung er braucht, damit eine Entwicklung in Gang kommen kann.

Im Erstkontakt lerne ich einen kleinen, zart gebauten Jungen mit großen, ausdrucksvollen Augen kennen. Er spricht zunächst nicht mit mir, meidet den direkten Blickkontakt, betrachtet jedoch mit großer Neugier die Spielsachen im Raum. In seiner Muttersprache, die ich gut beherrsche, frage ich ihn nach seinen Vorlieben. Er gibt mir nonverbal zu verstehen, dass er mit mir Deutsch sprechen möchte. Nach kurzer Zeit stelle ich jedoch fest, dass er mich nicht versteht. Darauf beschließe ich, in seiner Muttersprache mit ihm zu reden. Dies erweist sich bald als die deutlich bessere Variante. Wir spielen, und er ist recht konzentriert, wirkt allerdings körperlich sehr verkrampft. In der zweiten Sitzung löst er verschiedene Aufgaben aus der von Perret und Mitarbeitern in Zürich entwickelten Neuropsychologischen Batterie für Kinder (Version 1990). Michael erlebt die Aufgaben als schwierig, fühlt sich überfordert, er gibt sich aber große Mühe, den gestellten Anforderungen zu genügen. Während der Testdurchführung verliert er teilweise die Übersicht und perseveriert in seinen Antworten. Die Testergebnisse zeigen, dass Michael über eine durchschnittlich gute kognitive Leistungsfähigkeit verfügt und im räumlich-figuralen Bereich durchwegs gute Leistungen zu erzielen vermag. Die erheblichen sprachlichen Schwierigkeiten zeigen sich in der Erfassungsspanne und den Lern- und Gedächtnisaufgaben.

Die neuropsychologischen Ergebnisse entlasten die Eltern zunächst einmal, da bei Michael »nichts Schlimmeres« gefunden worden sei. Dem Vater fällt es schwer, die sprachlichen Probleme seines Sohnes als vorhandene Schwäche zu akzeptieren, anstatt sie als Faulheit o. ä. wahrzunehmen. Es entwickelt sich ein Gespräch zwischen mir und der Mutter über die Relevanz der Sprache und des Sprechens in der Familie, der Vater bleibt auch hier über weite Strecken stumm. Ich erfahre, dass die Ehepartner sehr wenig miteinander reden, dass sie zeitweise (im ersten Lebensjahr von Michael) über Wochen kein einziges Wort miteinander gewechselt haben. Der Vater widerspricht dieser Darstellung der Mutter heftig und in einer solchen Schärfe, dass ich erschrecke. Trotz Unklarheiten und Widersprüchen bezüglich des Behandlungsauftrags zwischen Mutter und Vater steige ich in die psychotherapeutische Arbeit mit Michael ein. Ich ahne bereits, dass der latente Behandlungsauftrag (Diez Grieser, 1996) des Vaters an mich, aus seinem Sohn einen starken Mann ohne Ängste zu machen, unerfüllbar sein könnte, weil der Vater selber keinen Beitrag dazu leisten will oder kann.

Die therapeutischen Begegnungen mit Michael gestalten sich folgendermaßen: In einer ersten Phase der Behandlung spielt er sehr lustvoll und konzentriert mit einer Puppenstube mit kleinen und großen braunen und schwarzen Bären. Ich bin in einer Zuschauerposition und Michael kontrolliert mittels Blickkontakt immer wieder, ob ich auch genügend aufmerksam bin. Er redet nicht. Ich benenne die Aktivitäten im Bärenhaus, was er mit zustimmenden Blicken quittiert. Die von ihm gespielten Geschichten sind äußerst aggressiv. Die Bären sind bedroht, sie werden misshandelt und jede Sitzung endet mit der Zerstörung des ganzen Hauses. Zerstörer sind dabei häufig ein riesiges Krokodil und Alltagsgegenstände, die plötzlich magische Kräfte entwickeln. Während ich Michael meine Sprache leihe, zerstört er die ganze Welt. Sein Spielverhalten ist durch Rigidität charakterisiert.

In einer zweiten Phase der Therapie baut er am Ende der Sitzungen die Welt wieder auf, wobei er hier erstmals meine Hilfe wünscht. Unsere spielerischen Interaktionen sind dadurch gekennzeichnet, dass Michael meine Aufbauaktivitäten immer wieder stört und ich mich lauthals beschweren, wehren und schließlich jammern muss. Dies erfüllt ihn mit großer Schadenfreude. Nach mehreren derartigen Sequenzen benenne ich sein Verhalten und frage, ob es ihm manchmal auch so gehe, dass er sich bemühe und zu erzählen versuche, aber ständig unterbrochen und korrigiert werde, und ob er sich auch so hilflos fühle wie ich eben. Michael hört an dieser Stelle sehr aufmerksam zu, nickt und meint dann, dass der Papa mit ihm so umgehen würde. Während Monaten lässt mich Michael erleben, wie es ihm in der Beziehung zu seinem Vater geht. Währenddessen höre ich von der Mutter, dass Michael daheim und im Kindergarten mehr und besser rede. Diese positive Entwicklung wird von der Logopädin bestätigt. Die geplanten Elterngespräche finden nicht statt, weil der Vater sie immer wieder verschiebt. Michael erzählt mir, dass der Vater über die Therapie schimpfe und sie als unnötig bezeichne. Schließlich spricht mich der Vater, als er Michael am Stundenende abholt, auf den mangelnden Erfolg der Behandlung an. Ich bin zunächst sprachlos und weise auf die Notwendigkeit eines Gespräches hin. Ich bin wütend und erlebe zum ersten Mal, wie der Vater »aus dem Hinterhalt schießt« (was in Michaels Bärenhaus-Spiel häufig vorkommt) und wie schlecht er Michael bzw. seine Entwicklung wahrnehmen kann. Im nun endlich stattfindenden Elterngespräch bleibt der Vater wiederum ziemlich stumm. Ich spreche die Situation im Wartezimmer an, möchte Zusammenhänge herstellen zwischen seinem Verhalten und Michaels Problemen. Der Vater bagatellisiert, weicht aus. Als ich den Konflikt um die Therapie direkt anspreche, fährt er auf und droht sogleich mit einem Therapieabbruch. Mir fällt in dieser Sequenz die Wahrung einer neutralen Haltung schwer, dennoch gelingt es, mit Hilfe der Mutter eine Abmachung zu treffen. Der Vater lässt uns weiterarbeiten und ist bereit, in Zukunft nicht schlecht über die Therapie zu reden. Das Arrangement dauert bis zu Michaels Schuleintritt. Der Junge wird von der Mutter und der Therapeutin über die getroffenen Abmachungen informiert. Er besetzt und nutzt im weiteren Verlauf den therapeutischen Raum intensiv und beschäftigt sich in der Therapie mit verschiedenen männlichen Figuren, die immer weniger dem realen Vater gleichen. Ein paar Monate vor dem Schuleintritt beenden wir die Psychotherapie.

In den knapp zwei Jahren, die die Therapie dauerte, kam die psychische Entwicklung von Michael wieder in Gang. Die übenden Verfahren, insbesondere die intensive Logopädie, führten zu einer Verbesserung der sprachlichen Kompetenz. Die im Rahmen der psychotherapeutischen Austauschprozesse erreichte Flexibilität im Umgang mit neuen Informationen und Situationen dürfte den Boden für diese Entwicklung gelegt haben. Denn Rigidität stellt eine kognitive und emotionale Einengung dar, die auf der einen Seite den Prozess des Verstehens blockiert, auf der anderen Seite die emotionale Entwicklung und Verhaltensänderungen stark erschwert oder sogar verunmöglicht.

Piaget (1954) bemerkte, dass emotionale Prozesse die Energie bereitstellen, die das Funktionieren kognitiver Prozesse ermöglichen. Die Arbeit an den kommunikativen Aspekten der Emotionen (Hagedorn, 1996) bestand in der Psychotherapie mit Michael darin, die Verbindungen zwischen den Emotionen und der Sprache herzustellen. Dabei spielte das Benennen von Gefühlen eine zentrale Rolle, denn erst durch die Verbalisierung von Gefühlen wird Denken als Probehandeln möglich. Indem sich Michael zunächst meine Sprache geliehen und später im Rahmen des therapeutischen Prozesses eigene Worte für seine Gefühle gefunden hat, ist er zunehmend selbständiger, zum Subjekt geworden (vgl. Dolto, 1989). Besonders wichtig war der therapeutische Raum als Ort, wo aggressive Gefühle artikuliert werden konnten. Dies führte zur Aufhebung der Lähmung der Phantasie, der Rigidität im Denken und Fühlen und ermöglichte eine symbolische Darstellung seiner Wünsche und Konflikte. Dadurch konnte sich seine Angst gegenüber Menschen und Dingen deutlich vermindern.

4. Abschliessende Bemerkungen

Im Folgenden möchte ich meine Überlegungen zur Diagnose und Indikation in den beiden dargestellten Fällen nochmals darlegen und aufzeigen, wie ich psychodynamische und neuropsychologische Gesichtspunkte miteinander zu verknüpfen versuche.

Beim Patienten Alexander stehen die Störungen in der kognitiven Verarbeitung im Vordergrund. Wie beschrieben, handelt es sich hierbei um eine verminderte Kanalkapazität, d.h. der Junge hat Mühe mehrere Aufgaben gleichzeitig zu bewältigen, er kann schlecht Prioritäten setzen oder eine Information zugunsten einer anderen unterdrücken. Diese kognitiven Schwierigkeiten lösen bei ihm immer wieder das Gefühl aus, überfordert zu sein, insbesondere wenn er sich mit neuen Situationen auseinander setzen muss. Da er über gute kognitive Ressourcen verfügt, kann er Hilfsangebote, die der Strukturierung der Information dienen, gut aufnehmen und die so entwickelten Strategien in sein Verhaltensrepertoire einbauen. Dies verschafft ihm ein Gefühl von Kompetenz und stärkt sein Selbstwertgefühl. Vor diesem Hintergrund kann die Indikation für eine ergotherapeutische Behandlung gestellt werden. Die Psychotherapie bietet einen Rahmen für die Bearbeitung der Gefühle der Überforderung und der Hilflosigkeit. Die psychotherapeutische Behandlung sollte außerdem zur Entwicklung einer größeren Affekttoleranz führen, damit andere kompensatorische Mechanismen als die bereits festgefahrenen Vermeidungsmuster zu Verfügung stehen. Desweiteren ist die Entwicklung einer realistischeren Selbst- und Fremdwahrnehmung wichtig, da diese auch bei den Eltern in Bezug auf ihren Sohn mangelhaft ist. Auf diese Art hilft die Psychotherapie den Freiraum schaffen, von dem aus das Kind neue Situationen angehen und sein Erfahrungsspektrum erweitern kann.

Beim Patienten Michael steht am Anfang der Befund, dass die logopädische Förderung der eingeschränkten sprachlichen Funktionen zu wenig positive Effekte abwirft, weil bei Michael kein ausreichend guter innerer psychischer Raum für Sprache zur Verfügung zu stehen scheint. Im Hintergrund steht eine teilweise missglückte frühe Beziehungserfahrung mit einer Mutter, die schwierige Gefühle nicht aushalten konnte. Michael machte von Anfang an die Erfahrung, dass Sprechen in der Familie als aggressiv und bedrohlich erlebt wird. Sein Vater, der von Beginn an über seinen Sohn und seine Vaterrolle enttäuscht gewesen zu sein scheint, bietet sich nicht als triangulierender Dritter an. Die Indikation zur Psychotherapie verfolgt hier das Ziel, innere Wahrnehmungen zu benennen und damit einen Sinn zu geben. »Gefühle ohne Namen sind für das Subjekt allein unaushaltbar, es braucht ein Gegenüber. Ein Gegenüber, das zum einen mit-aushält im Sinne eines Containers und das zum zweiten diesem Unaushaltbaren Bedeutung gibt.« (Schäberle, 1995, S. 16) Die leider nicht im gewünschten Ausmass und wenig konstruktiv verlaufende Elternarbeit hatte das Ziel, den Jungen aus der Rolle eines vom Vater stark abgewehrten Selbstanteiles (vgl. Diez Grieser, 1994) zu entlassen und neue Beziehungserfahrungen zwischen Vater und Sohn zu ermöglichen. Die Unterstützung der Mutter in der Hinsicht, dass sie Ablösungsbewegungen ihres Sohnes besser aushalten konnte, ermöglichte diesem dann aber doch die Suche nach hilfreichen männlichen Figuren, mit deren Hilfe er seine Entwicklung voranbringen konnte. Am Ende der Therapie konnte Michael seine noch bestehenden sprachlichen Defizite akzeptieren, ohne sich deswegen wertlos und abgelehnt zu fühlen. Da für ihn Sprechen nicht mehr so angstbesetzt war, redete er mehr und baute seine sprachliche Kompetenz sowohl außerhalb wie innerhalb des Sprachheilkindergartens aus.

In beiden Fällen war die neuropsychologische Abklärung in Form einer qualitativen Analyse der Funktionsausfälle unabdingbar, um den Kindern und ihren Familien Zusammenhänge und Lösungsansätze aufzuzeigen. Hätte man sich jedoch auf die neuropsychologische Diagnose beschränkt, ohne Verknüpfungen zum Erleben und Verhalten der Kinder herzustellen und eine Indikation zu Psychotherapie zu erwägen, so hätte sich eine solche Reduktion auf nur eine Sichtweise auf den gesamten Behandlungsverlauf negativ ausgewirkt.

5. Literatur

Battachi, M. W., Suslow, Th., Renna, M. (1996): *Emotion und Sprache. Zur Definition der Emotion und ihren Beziehungen zu kognitiven Prozessen, dem Gedächtnis und der Sprache*. Verlag Peter Lang

Bender, W.N.(1987): Secondary personality and behavioral problems in adolescents with learning disabilities. *Journal of Learning Disabilities*, 20, 280-285.

Breuer, J., Freud, S. (1893): *Studien über Hysterie*. Fischer Taschenbuchverlag, Frankfurt a. M., 1991.

Chapman, J.W. (1987): Learning disabilities: a social-emotional perspective. *Thalamus*, 6, 23-41.

Ciompi, L. (1997): *Die emotionalen Grundlagen des Denkens. Entwurf einer fraktalen Affektlogik*. Vandenhoeck & Ruprecht.

Cohen, J. (1993): Attentional disorders in adolescence: integrating psychoanalytic and neuropsychological diagnostic. *Adolescent Psychiatry*, 19, 301-42.

Diez Grieser, M. T. (1994): Zur Rolle der Eltern beim Abbruch von Kinderpsychotherapien. *Praxis der Kinderpsychologie und Kinderpsychiatrie*, 8, 300-303.

Diez Grieser, M. T. (1996): Probleme der Elternarbeit in der Psychotherapie mit Kindern und Jugendlichen. *Kinderanalyse*, 3, 241-253.

Dolto, F. (1989): *Alles ist Sprache.* Quadriga Verlag, Weinheim, Berlin.

Epstein., M. H., Cullinan, D., Bursuck W. D. (1985): Prevalence of behavior problems of learning disabled and nonhandicapped students. *The Mental Retardation and Learning Disability Bulletin*, 13, 30-39.

Goldstein, D., Dundon,W. D. (1987): Affect and cognition in learning disability. In: S.J. Ceci (Ed.) *Handbook of cognition, social and neuropsychological aspects of learning disabilities,* Vol. 1, Hillsdale, N.Y.: Erlbaum, 233-249.

Hagedorn, E. (1996): Wie kommen Affekte zum Sprechen? *Forum der Psychoanalyse*, 12, 4, 328-342.

Hartje, W. (1981): Neuropsychologische Diagnose zerebraler Funktionsbeeinträchtigungen. *Nervenarzt* 52, 649-654.

HAWIK-R (1983): *Hamburg-Wechsler Intelligenztest für Kinder.* Hans Huber: Bern, Stuttgart, Wien.

Hinschelwood, J. (1917): *Congenital word-blindness.* London: Lewis.

Lazarus, R.S. (1982): Thoughts on the relation between emotion and cognition. *American Psychologist*, 30, 553-561.

Nissen, G. (1986): *Psychische Störungen im Kindes- und Jugendalter* (2. Aufl.) Berlin: Springer.

Perret, E. et al. (Version 1990): *Neuropsychologische Testbatterie für Kinder* (unveröffentlicht), Zürich.

Piaget, J. (1954): *Les relations entre l'affectivité et l'intelligence dans le developpement mental de l'enfant.* Paris, Centre de Documentation.

Schäberle, H. F. (1995): Zur Funktion der Sprache in der Psychoanalyse von Kindern. *Analytische Kinder- und Jugendlichen-Psychotherapie*, 85, 5-18.

Schmidt, M.H. (1992): Das MCD-Konzept ist überholt. *Deutsches Ärzteblatt*, 89, 6, 23.

Zajonc, R.B. (1980): Feeling and thinking. Preferences need no inferences. *American Psychologist*, 35, 151-175.

6. Summary

This paper emphasizes on the importance of a comprehensive and integrative approach working with children with cognitive impairments. Emotions and cognitive processes influence each other. Children with cognitive impairments often feel incompetent and overcharged. These feelings are difficult to integrate into the Self and therefore have a negative effect. With two casuistic examples it is shown how cognitive factors on one side and psychodynamic and interactive aspects on the other must be considered in diagnostic and therapeutic work with children.

Maria Teresa Diez Grieser, Kinder- und Jugendpsychiatrische Dienste
St. Gallen, Grossackerstr. 7, CH-9000 St. Gallen

Forum

Astrid Kerl-Wienecke
*Nelly Wolffheim – eine Pionierin
der psychoanalytischen Pädagogik*

>»... und auch jetzt übt die Beschäftigung mit meiner kleinen Kinderschar einen fast faszinierenden Einfluß auf mich aus, und ... haben auch jetzt wieder die Kinder innerlich von mir Besitz ergriffen.« (Wolffheim, 1915, S. 75)

1. Der Lebensweg Nelly Wolffheims

Mitten hinein ins deutsche Kaiserreich erblickt die Jüdin Nelly Wolffheim am 29.03.1879 als zweites Kind gut situierter Eltern in Berlin das Licht der Welt. Das Leben in ihrem Elternhaus wird von einer hypochondrischen Atmosphäre beherrscht. Krankheiten, ob physischer oder psychischer Natur, prägen das Familienleben. Der Vater ist Diabetiker, und seine Krankheit bildet oft das einzige Gesprächsthema, wenn die Familie bei den gemeinsamen Mahlzeiten zusammensitzt. Die Mutter ist eine überaus kränkliche und psychisch labile Frau, die sich voller Hingabe ihren Leiden widmet und mit Vorliebe davon erzählt. Nelly Wolffheim wird von ihr zu einem regelrecht kränklichen Kind geformt und hysterisch gehegt. Bereits als kleines Kind wird sie mit Einläufen gequält, muss Abführmittel nehmen, leidet jahrelang an juckenden und nässenden Hautausschlägen, Augenproblemen und Magenbeschwerden; Lähmungserscheinungen in den Beinen führen zwangsläufig dazu, dass das normale aktive Aufwachsen des Kindes sehr eingeschränkt ist. Diese vielfältigen Beeinträchtigungen rufen bei Nelly Wolffheim die Selbsteinschätzung einer hässlichen Person hervor. Zeitlebens kann sie sich nicht davon befreien. Neben diesen körperlichen Symptomen leidet sie an Schuldgefühlen, Angst und Angstzuständen, die sie teilweise von ihrer Mutter übernimmt.
Ganz anders verläuft die Entwicklung des zwei Jahre älteren Bruders, der geradezu das Pendant zu seiner Schwester bildet. Er ist hübsch anzusehen, er ist intelligent, er ist kräftig und gesund, er ist musikalisch, kurzum, er ist der Liebling der Familie, der von allen verwöhnt wird und dem auch Nelly Wolffheim ohne Neid alles überlässt. Sie ist glücklich, wenn er zufrieden

ist. Als mal wieder der Hausarzt im Hause Wolffheim anwesend ist und zur Mutter über Nelly sagt: »Wie kann eine so nervöse Mutter ein gesünderes Kind hervorbringen?« (Wolffheim, 1964, S. 84) stellt diese stolz den Sohn vor und entgegnet: »Damit Sie sehen, dass ich auch ein gesundes Kind habe.« (Wolffheim, 1961, S. 39)

Mit 14 Jahren wird Nelly Wolffheim nach mehreren Krankheitsphasen wegen angeblicher Blutarmut von der Schule genommen. Daraufhin erhält sie von einer Privatlehrerin Unterricht. Diese Lehrerin wird zu einem Mutterersatz in intellektueller Beziehung. Durch sie lernt Nelly Wolffheim eine neue linksgerichtete Gedankenwelt kennen und schließt Bekanntschaft mit den Inhalten und Zielen der bürgerlichen Frauenbewegung. Bedauerlicherweise leidet die Privatlehrerin an Depressionen und Schreikrämpfen, und ein Gegenpol zur häuslichen psychisch labilen Atmosphäre ist nicht gegeben.

Beeinflusst durch die Lehrerin entschließt sich Nelly Wolffheim 1896 den Beruf der Kindergärtnerin zu erlernen. Ohne Widerstand von Seiten der Eltern setzt sie dieses Vorhaben in die Tat um und besucht das Pestalozzi-Fröbel-Haus, das als eine Institution der Frauenbewegung bezeichnet werden kann. Sie wählt diesen typisch weiblichen Beruf, da er außerhalb jeder Konkurrenz zu ihrem Bruder steht. So schlägt sie einen Weg entgegen der ihr zugedachten bürgerlichen Frauenrolle ein. »Ich erklärte meinem ziemlich entsetzen Vater, ich wolle Kindergärtnerin werden, um geldlich unabhängig zu sein, um nicht später eine Vernunftehe eingehen zu müssen. Vor allem wollte ich mir selbst wohl zeigen, daß ich etwas leisten könne, mein Selbstgefühl war erwacht und bedurfte eines Beweises.« (Wolffheim, 1964, S. 89)

Nach ihrer Ausbildung arbeitet sie in einem großen jüdischen Volkskindergarten am Prenzlauer Berg, was jedoch für sie in einem »Fiasko« endet. Sie versteht es nicht, Disziplin zu halten, und alles geht drunter und drüber. Bei ihrer nächsten Stelle in einem kirchlichen Kindergarten fühlt sie sich zwar wohl, kündigt aber, da sie dort antisemitisches Verhalten spürt.

Es folgt eine Zeit für die inzwischen 21-jährige Nelly Wolffheim, die sie als einen »ihr Leben auf Jahrzehnte zerstörende(n) Zusammenbruch« (Wolffheim, 1953a, S. 256) bezeichnet. Die nachfolgenden Jahre bilden eine nicht enden wollende Kette von oft monatelangen Sanatorienaufenthalten und ambulanten Behandlungen. In den Krankenanstalten beginnt sie, sich für Krankenpflege zu interessieren, und publiziert eine Reihe von Artikeln, die den Umgang mit und das Verständnis für kranke Menschen sowie die unbedingte Forderung nach psychologischen Kenntnissen des Pflegepersonals thematisieren. Gleichzeitig fängt sie an, während ihrer

Kur- und Sanatorienaufenthalte so genannten Handfertigkeitsunterricht für Kinder zu erteilen. Dabei bietet sie gezielte Beschäftigungen an, die sie, »teils nur zu ihrem Vergnügen, teils um nervöse Symptome zu beheben« (Wolffheim, 1964, S. 169) einsetzt.

1914 fühlt sich Nelly Wolffheim so weit stabilisiert, dass sie in der elterlichen Wohnung in Berlin Halensee – der Vater ist inzwischen verstorben – einen Privatkindergarten einrichtet, in dem sie »arme, reiche Kinder« beschäftigt und betreut. Sie vertritt die Ansicht, dass nicht nur die Betreuung der Kinder in den Volkskindergärten notwendig ist, sondern dass auch die Kinder gut situierter Kreise besonderer Förderung bedürfen, da es ihnen an praktischen Fähigkeiten fehlt. Sie legt den Schwerpunkt ihres Kindergartens somit auf praktische Tätigkeiten wie Materialverteilung, Tischdienst, Pflanzenpflege oder das Bedienen der anderen Kinder, also alles Beschäftigungen und hauswirtschaftliche Arbeiten, die bei den Kindern zuhause vorwiegend vom Dienstpersonal verrichtet werden (vgl. Kerl-Wienecke, 2000, S. 60).

1921 kommt es zu einem weiteren schweren körperlichen und psychischen Zusammenbruch, und sie fühlt sich nicht mehr arbeitsfähig. Bei ihrem Arzt stößt sie zufällig im Wartezimmer auf eine Schrift Sigmund Freuds. Sie ist beeindruckt über das Gelesene, aber auch traurig und hoffnungslos: »Der Gedanke verließ mich nicht, dass mein Leben anders verlaufen wäre, wenn es die Psychoanalyse schon früher gegeben hätte. Zu spät, unwiederbringlich zu spät, dachte ich.« (Wolffheim, 1964, S. 170) Nach längeren Überlegungen begibt sie sich in Psychoanalyse bei Karl Abraham und später, nach seinem Tod, bei Karen Horney.

Während ihrer psychoanalytischen Stunden bei Karl Abraham bearbeitet sie nicht nur ihre persönliche Situation, sondern sie nutzt die Stunden auch, ihre eigenen psychoanalytischen Studien zu reflektieren, ihre Erfahrungen und Beobachtungen aus ihrem Privatkindergarten zu besprechen und die neuen Erkenntnisse für ihre Kindergartenpraxis zu verwerten. Ihr nach psychoanalytischer Orientierung hin ausgestalteter Privatkindergarten erreicht einen gewissen Bekanntheitsgrad bei den an der Psychoanalyse Interessierten und Fachleuten, so dass Besucher und Besucherinnen schon fast zum Alltag gehören. Besonders Eltern, die zur Berliner psychoanalytischen Gruppe zählen, nutzen dieses Betreuungsangebot für ihre Kinder, wie zum Beispiel Melanie Klein und Ada Müller-Braunschweig.

Sie verschafft sich Zugang zur Berliner psychoanalytischen Bewegung und wird Gastmitglied der psychoanalytischen Gesellschaft. Sie initiiert mit anderen am Berliner Psychoanalytischen Institut den »Studienplan für Pädagogen« und gehört zur pädagogischen Gruppe. Ferner arbeitet sie als

Privatsekretärin Melanie Kleins und hält selbst Vorträge.
Mit der Psychoanalyse hat sie eine Theorie gefunden, die einerseits dem Individuum Nelly Wolffheim das Wechselspiel von Gesundheit/Produktivität und Leiden/Arbeitsunfähigkeit transparent und erklärbar macht und andererseits das Fundament für eine neue psychoanalytisch orientierte pädagogische Ausrichtung ihrer Arbeit liefert.

Natürlich verarbeitet sie ihre tiefenpsychologischen Erkenntnisse und deren Übertragbarkeit auf die Pädagogik auch in ihren Artikeln und Aufsätzen. Sie gehört seit dem Beginn der *Zeitschrift für Psychoanalytische Pädagogik*, dem repräsentativen Organ der psychoanalytischen Pädagogik, zu den festen Autoren. Sie nutzt aber auch Organe ohne bestimmte Ausrichtung, da sie eine breite Leserschaft ansprechen will.

1930 beendet sie ihre aktive Kindergärtnerinnenlaufbahn und möchte ab diesem Zeitpunkt nur noch schriftstellerisch tätig sein. Im gleichen Jahr erscheint *Psychoanalyse und Kindergarten*, ihr wohl bekanntestes Werk. Doch die politischen Zeiten werden schlechter und ab 1933 ist es ihr als Jüdin fast überhaupt nicht mehr möglich zu veröffentlichen, zumal ja ihr Hauptthema, die Psychoanalyse, als »jüdische Wissenschaft« diffamiert und disqualifiziert wird. Bei den späteren Bücherverbrennungen gehört auch ihr *Psychoanalyse und Kindergarten* zu den schriftstellerischen »Opfern«. »Als ich von dieser Tatsache erfuhr, hatte ich gewissermaßen ein stolzes Gefühl, zu diesem Kreis zugezählt zu sein.« (Wolffheim, 1960, S. 2)

In dieser Zeit der Diskriminierung, des Antisemitismus und der ganzen uns bekannten schwierigen gesellschaftlichen und politischen Lage der Nazi-Diktatur findet sie eine neue Arbeit, die sie rückblickend als »größte und fruchtbarste Arbeit« (Wolffheim, 1964, S. 173) bezeichnet. Nachdem sie bereits privat Mädchen »Vorbereitungskurse für pädagogische Berufsarbeit« angeboten hatte, gründet sie 1934 ein Kindergärtnerinnenseminar, das der Jüdischen Gemeinde Berlin angegliedert ist. In dem Seminar bildet sie junge jüdische Frauen zu Kindergärtnerinnen aus, da es ihnen nicht mehr möglich ist, öffentliche Ausbildungsstätten zu besuchen. Auch soll die Ausbildung die Auswanderung vorbereiten, da die aufnehmenden Länder eine Einwanderung meist von einer Ausbildung abhängig machten. Nach fast fünfjährigem Bestehen stellt das Seminar am 01.03.1939 seine Arbeit ein. Die vorschreibenden Eingriffe der Nazis und die vielen Auswanderungen der Mädchen und des Lehrkörpers machten eine Fortführung des Seminars nicht mehr möglich.

Im September des selben Jahres emigriert Nelly Wolffheim nach England. Es hatte lange gedauert, bis dort eine Familie für sie die notwendige Bürgschaft übernahm. Die Kriegs- und Nachkriegszeit zu bewältigen, ist für die Emigrantin keine leichte Aufgabe. Viele Krankheiten suchen sie heim, und es ist schwer, eine Bleibe zu finden. Wer nimmt schon gerne eine alte und kränkliche Frau als Untermieterin? Sie besitzt so gut wie kein Geld mehr und hat Mühe, Jobs zu bekommen. Der tägliche Überlebenskampf, von allen ihren beruflichen und persönlichen Netzwerken in Deutschland getrennt, und ihre nicht ausreichenden Sprachkenntnisse verhindern, in England an ihre pädagogische und schriftstellerische Arbeit anzuknüpfen. Damit ist sie kein Einzelfall, sie teilt das Schicksal vieler Emigranten.

Erst nach Kriegsende ermöglichen ihr die allmählich wieder auflebenden Verbindungen zu Deutschland wieder, in Deutschland zu publizieren. Dieses ist natürlich kein leichter Schritt für Nelly Wolffheim, aber der Zwang, Geld verdienen zu müssen, lässt ihr keine andere Möglichkeit. »Um Arbeiten nach Deutschland zu senden, bedurfte es anfangs bei mir der Überwindung starker Gegengefühle, nach dem, was dort geschehen war. Die Notwendigkeit Geld zu verdienen und die Erkenntnis, daß ich Beschäftigung brauchte, ließen meine Prinzipien überwinden, wenn ich mich dabei auch schuldig fühlte, gegen meine Überzeugung zu handeln.« (Wolffheim, 1961, S. 110)

Ab 1956 lebt sie im Otto-Schiff-House, einem jüdischen Altersheim in London. Hier kommt sie zur Ruhe, da sie sich rundherum gut versorgt und betreut fühlt, zumal nach wie vor Krankheiten sie beeinträchtigen. Wenige Monate vor ihrem Tod am 02.04.1965 schreibt sie: »... mein Leben (ist) abwechslungsreich und befriedigend. Ich, die ich soviel gelitten habe, genieße es jetzt bewußt, daß ich, wenigstens zur Zeit gesünder bin als die meisten anderen hier. Ich gehe zwar langsam, aber ziemlich sicher, ich sehe noch gut, und mein Gehör hat zwar etwas nachgelassen, doch nicht so, daß mir dies Schwierigkeiten macht. Ich bin fast immer guter Stimmung, ertappe mich sogar dabei, daß ich lustig vor mich hinsinge. Schlafe ich schlecht oder habe ich Schmerzen, so spreche ich prinzipiell zu den anderen nicht davon. Vom Wetter lasse ich mich nicht beeinflussen, regnet es, freue ich mich, daß ich zu Hause bleiben kann und einen ungestörten Arbeitstag habe; scheint die Sonne, freue ich mich besonders, daß sie so schön in mein Zimmer scheint. Da ich nicht mehr auf Diät achten muß, ... genieße ich mein Essen und trinke auch gern etwas Alkohol. Manche Menschen betrachten mich wie ein Wundertier, weil ich noch so rüstig bin, vor allem auch so genußsüchtig. Daß ich noch berufstätig sein kann, was tatsächlich im Altersheim selten ist, ruft Erstaunen hervor.« (Wolffheim, 1964, S. 179)

2. Eine Pionierin der psychoanalytischen Pädagogik

Nelly Wolffheim hat durch ihre Jahrzehnte andauernden praktischen und theoretischen Erfahrungen ein Konzept psychoanalytischer Kindergartenpädagogik entworfen, das auf dem psychoanalytischen Menschenbild mit seinen Instanzen Ich, Es und Über-Ich und dem Vorhandensein einer kindlichen Sexualität basiert. Dieses Konzept geht weit über theoretische Aussagen hinaus und trägt deshalb auch heute noch zur Kindergartenpraxis bei. Dabei bezieht ihr Konzept das Kind und die kindliche Entwicklung, die Eltern, die Kindergärtnerin, die Geschwister, die Kindergartengruppe, das Spiel und die infantile Sexualität mit ein.

Beeinflusst durch ihre psychoanalytischen Studien propagiert sie eine sich verändernde, aus dem tiefenpsychologischen Gedankengut resultierende Erziehung. Sie schreibt, dass die Psychoanalyse aufgedeckt habe, »wie sehr das Unbewußte die Menschen beeinflußt, wie stark Eindrücke, Wünsche und Gedanken, die ins Unbewußte verdrängt wurden, sich in unseren Handlungen dokumentieren, ohne daß wir selbst es ahnen. Dem Verhalten des Kindes gegenüber nehmen wir eine ganz andere Stellung ein, wenn wir dem Rechnung tragen. ... Psychoanalytische Erziehung ... (sieht) ... hinter die Dinge und ... (erfaßt) ... das Seelenleben nicht nur nach seinen äußeren Auswirkungen, sondern nach den in der Tiefe liegenden Ursachen.« (Wolffheim, 1924, o. S.)

Basierend auf Sigmund Freuds Überzeugung über das tiefe Erleben von Kindern, das Unbewusste als maßgeblich Lenkendes für das Fühlen, Denken und Handeln der Kinder und das Vorhandensein einer infantilen Sexualität entwirft und praktiziert sie eine für die damalige Zeit sehr fortschrittliche Sicht des Kindergartens, die sich der damals tradierten und etablierten, oft streng-religiösen oder starr-methodischen Kindergartenpädagogik entgegen stellt und den Kindergarten als eine ganz besondere Lebenssphäre hervorhebt. Die dadurch zwangsläufig zu vollziehende Veränderung der Gesamthaltung dem Kind gegenüber bedeutet demzufolge, die erzieherische Beeinflussung des Kindes überhaupt in Frage zu stellen. Es geht ihr darum, psychoanalytisch fundierte Erklärungen zum Verhalten des Kindes zu geben und eine Erziehungshaltung anzunehmen, die der Entwicklung des Kindes dient. Dazu gehört auch, mit dem herrschenden Idealbild des Kindes zu brechen und ihm individuelle menschliche Bedürfnisse, Wünsche, Schwierigkeiten, Stimmungen, Schwächen und Stärken zu erlauben und zu akzeptieren, dass das kindliche Verhalten elementar von seinem Unbewussten dirigiert wird. So soll der Kindergarten ein Ort sein, wo den Kindern in einer freiheitlich geleiteten Atmosphäre dabei geholfen wird, sich die Realität anzueignen, sich auf das Wagnis Kindergarten einzulassen, also sich innerhalb der gegenwärtigen Struktur der Gesellschaft und deren Kultur zu integrieren. Die Kinder sollen spüren, dass sie sich während ihres Kindergartenbesuches in einer Atmosphäre aufhalten, in der das Ausleben ihres Willens und ihr Verhalten, das offene freie Reden und die freie Wahl der pädagogischen Angebote kein negatives Nachspiel mit sich bringt, sondern gewünscht ist, um spätere neurotische Störungen oder Erkrankungen durch unterdrückte Willensäußerungen zu vermeiden. Sie wendet sich massiv gegen jede Form von »Angstpädagogik« und strenger Behandlung, denn Strafen und moralische Vorhaltungen sind keine Garanten für die Aufhebung von Schwierigkeiten, sondern eher eine Gefahr für spätere Schädigungen. Konkret zeigt sie dieses an dem allgemein anerkannten Verhalten »brav« auf, das sich hauptsächlich aus zwei Ursachen heraus entwickelt. Entweder gehorcht das Kind aus Furcht oder es paßt sich aus Liebe zu den Eltern oder anderen Erziehern an und strebt so dem Ideal zu, das die Erziehenden ihm abverlangen. Beide Motivationen veranlassen das Kind, »alles in sich zu bekämpfen, was dem angestrebten Ideal entspricht. Es kommt zur Verdrängung jener Triebe und Wünsche,[1] die dem Kinde auf Grund der ihm von seiner Umgebung gezeigten Einstellung und der wiederholt ausgesprochenen Verbote nicht ›erlaubt‹ erscheinen. Psychoanalytische Erfahrungen haben aber gezeigt, daß zu starke Verdrängungen die gesunde Entwicklung des Kindes unterbinden können. Seelische Fehlentwicklungen, aber auch in physischen Symptomen sich auswirkende Erscheinungen kommen oft daher.« (Wolffheim, 1927/28a, S. 162)

Das Ausleben-Lassen der Kinder, ihre empfundene Freiheit und das Nichtvorhanden-Sein von Furcht können jedoch bei den Kindern im Kindergarten auch Triebäußerungen hervorbringen, die die Realitätsanpassung schwer machen. Besonders an diesem Punkt lässt Nelly Wolffheim die psychoanalytische Pädagogik eingreifen und schafft somit die Möglichkeiten, den Konflikt zwischen Trieb(wunsch) und oft enttäuschender Realität zu lösen. Die psychoanalytische Erziehung setzt sie dahingehend ein, den gewünschten Triebverzicht für das Kind einfach zu machen. Das formulierte Erziehungsziel ist dadurch in der Konsequenz die Sublimierung, das Umlenken von sich negativ zeigenden Triebäußerungen hin zu angepassten Tätigkeiten, also Realitätsanpassung.

In Anerkennung der durch die Psychoanalyse entworfenen Epochen der kindlichen Entwicklung legt sie großen Wert darauf, den Kindern im Kin-

---

[1] Im Original unterstrichen.

dergartenalter in den Auswirkungen ihrer Entwicklung zu helfen. Die Kinder im Kindergarten sind zwischen drei und sechs Jahre alt und befinden sich daher in der Lebensperiode des Ödipuskomplexes. Schon früh hatte Sigmund Freud bei seiner Arbeit mit Neurotikern entdeckt, dass in deren Unbewusstem regelmäßig Inzestphantasien auf das gegengeschlechtliche Elternteil, verbunden mit Eifersucht, Hass und ähnlichen Gefühlen auf das gleichgeschlechtliche Elternteil, vorherrschten. Die aus diesen Phantasien und Wünschen resultierenden Konflikte und das Toben der Gefühle im Kind sowie das Suchen nach Strategien der Bewältigung sind die herausragenden Schwierigkeiten in dieser Zeit der Kindheitsentwicklung. Für ihre Arbeit folgert sie daraus: »In dem Bewußtsein, daß die Kinder im Kampfe stehen, daß sie eine überaus wichtige Entwicklungsphase durchlaufen, wird der Kindergarten in besonderem Maße bestrebt sein müssen, dem Kinde Schädlichkeiten fern zu halten und Erleichterungen zu schaffen.« (Wolffheim, 1930, S. 22)

Entlastungen schaffen und Schädigendes abfangen, da der Umgang mit dem Bindungszustand Ödipuskomplex für die weitere Entwicklung des Kindes von größter Bedeutung ist und die spätere Lebensgestaltung des Kindes prägt (vgl. Wolffheim, 1927/28a, S. 162), wird zum wichtigen Bestandteil ihrer pädagogischen Arbeit mit Kindern, da falscher Umgang mit dieser Epoche für sie den Boden für spätere Schwierigkeiten und entwicklungshemmende Auswirkungen bei den zukünftigen Heranwachsenden bildet (vgl. Wolffheim, 1926/27, S. 240).

Als kindergärtnerischen Nutzen für die vom Ödipuskomplex heimgesuchten Kinder weist sie auf das Angebot der bzw. die Hilfestellung durch Übertragung oder die »unbewusste Personenverwechselung«, wie sie Hans Zulliger nannte, hin. Den Kindern soll mit der Kindergärtnerin eine Übertragungsmöglichkeit angeboten werden, die ihrerseits die Übertragung fördert und stabilisiert. Damit verbessert das Kind für sich den Umgang mit den Personen, denen diese Gefühle ursprünglich gelten. Dieses sind hauptsächlich die Eltern, also die Menschen, von denen das Kind absolut seelisch und körperlich abhängig ist und sich auf gar keinen Fall von ihnen abgelehnt fühlen darf.

Angeregt durch ihre Beobachtungen in ihrem Kindergarten, beschäftigt sich Nelly Wolffheim mit den Beziehungen zu den Geschwistern während der Zeit des Ödipuskomplexes bei ihren Kindergartenkindern, einem Thema, das von den Fachleuten aus Pädagogik und Psychologie meist stiefmütterlich behandelt wurde und in der Theorie nur eine Nebenrolle spielte. Sie stellt fest: »Wir wissen durch die in Analysen aufgedeckten seelischen Befunde, welche Rolle für den einzelnen seine Beziehung zu den Geschwistern spielt. Die bisherige Pädagogik ging an dieser Tatsache vorüber oder fand sie nicht wesentlich genug, um ihr Beachtung zu schenken. Wir lernten aber erkennen, daß das älteste, das mittelste und auch das jüngste Kind einer Familie, jedes aus seiner besonderen Stellung heraus, Konfliktmöglichkeiten ausgesetzt ist, die geeignet sind, seine Charakterentwicklung und seine Einstellung zum Leben zu beeinflussen.« (Wolffheim, 1930, S. 78)

Mit dem Besuch des Kindergartens sieht Nelly Wolffheim für die aus der Geschwistersituation heraus bewusst oder unbewusst leidenden Kinder die zusätzliche Übertragungsmöglichkeit auf die anderen Kindergartenkinder geschaffen. Die Auswirkungen von Geschwisterbeziehungen auf den Kindergartenalltag verdeutlicht das folgende Beispiel: »Mit seinen fünf Jahren war Herbert zum Beherrscher des Kindergartens geworden; alle Kinder ordneten sich ihm unter. Auch in einer näheren Freundschaft zu einem gleichaltrigen Jungen war er der Führende. Herbert war ein strenger Herrscher und schien sich hier für das zu rächen, was er zu Hause erlitt: Seine ältere Schwester behandelte ihn schlecht und duckte ihn bei jeder Gelegenheit.« (Wolffheim, 1958, S. 16f.)

Der Geschwisterkampf, der sich durch Sehnsucht und Abhängigkeit gegenüber älteren Geschwistern und Furcht vor der Missbilligung des Wunsches, die jüngeren Geschwister zu vernichten, auszeichnet, kann durch den Kindergartenbesuch den Kindern die hilfreiche Chance bieten, ihre Probleme auszuleben, sich abzulenken, neue Beziehungen und Freunde zu gewinnen oder einfach Freudenquellen aufzutun (vgl. Wolffheim, 1930, S. 26), da sie sich dort hauptsächlich in einer Gruppe von Kindern, die sich in einer gleichen Lage und einer ähnlichen Lebenssituation befinden, bewegen.

Ihre Überlegungen und Ausführungen über die Kindergartenkinder und über das Gemeinschaftsleben im Kindergarten werden nur dann in ihrer ganzen Einmaligkeit deutlich, wenn man bedenkt, dass das Phänomen Gruppe bzw. Gemeinschaft insgesamt in der psychoanalytischen Pädagogik und besonders in dem speziellen Praxisfeld der vorschulischen Erziehung damals völlig vernachlässigt wurde.

In der mit den anderen Kindern verbrachten Zeit sieht sie für das einzelne Kind ein Gegengewicht und eine Erholung zu der familialen Situation. Die Kinder bieten sich gegenseitig Möglichkeiten, das in der Familie Erlebte untereinander intensiv zu wiederholen und so zu verarbeiten. Sie finden in der Gemeinschaft Gefährten, die ihnen Zuhause Entbehrtes ersetzen oder die die häuslichen Schwierigkeiten ausgleichen. Der durch das Gemeinschaftsleben bzw. durch die Masse bedingte Verzicht wird dadurch erleichtert, dass nicht dem einzelnen Kind Entsagung widerfährt, sondern

alle zusammen die gleiche Mühe zu tragen haben.
Dazu heißt es bei Nelly Wolffheim: »Wir müssen uns hier den Sinn des Sprichwortes ›Geteiltes Leid ist halbes Leid‹ einmal vor Augen halten und es auf die kindliche Situation übertragen. Sieht das Kind, dass sich andere gemeinsam mit ihm fügen müssen, so leidet es weniger unter dem Verzicht und fasst Erziehungseingriffe weniger als persönliche Strafe auf. ... Zudem erziehen sich, wie man weiß, die Kinder gegenseitig. Sie identifizieren sich miteinander und bilden dadurch eine Einheit gegen die ihnen von autoritativer Seite aufgezwungene Erziehung. Zusammenstöße mit ihresgleichen haben bei den Kindern lange nicht die schädigende Wirkung, wie die Konflikte mit Erwachsenen, die den Kindern Enttäuschung – Liebesenttäuschung – sind.« (Wolffheim, 1930, S. 82f.)
Zusammenfassend lässt sich festhalten, dass für Nelly Wolffheim die Kindergartengruppe als eigenständiges Instrument somit mehrere Funktionen übernimmt. Die Gruppe hilft dem Kind, seine Identität zu finden und eine individuelle Persönlichkeit zu entwickeln. Die Gruppe ermöglicht dem Kind soziales Lernen und unterstützt das Kind bei seiner Auseinandersetzung mit den Dingen und Vorgängen in seiner Umwelt.

3. Die Rolle der Sexualität für die Entwicklung des Kindergartenkindes

Die kindliche Entwicklung unter psychoanalytischen Gesichtspunkten anzuerkennen, heißt für Nelly Wolffheim insbesondere, die bis dato als nicht existierend angenommene infantile Sexualität als Teil der normalen Entwicklung zu akzeptieren und zu tolerieren. Der Begriff Sexualität wurde von Sigmund Freud dahingehend erweitert, dass es sich nicht nur um die genitale Sexualität des geschlechtsreifen Menschen handele, sondern dass Sexualität auch anderes Bestreben nach Befriedigung impliziere.
»Versuchen wir uns darüber klar zu werden, warum man im Kindergarten die Äußerungsformen der kindlichen Sexualität zu übersehen pflegte. Wir müssen dies mit der allgemeinen Neigung in Zusammenhang bringen, das nicht zu sehen, was man, wenn vielleicht auch unbewusst, nicht zu sehen wünscht. Ist es nicht auch auffallend, daß in veröffentlichten Tagebüchern über die Entwicklung von Kleinkindern ... nichts von Sexualäußerungen der geschilderten Kinder vermerkt wird? (Sie folgert daraus, dass es Zeit wird, A.K.-W.) ... daß wir unser Augenmerk darauf richten, um bisher gemachte Erziehungsfehler besser vermeiden zu können.« (Wolffheim, 1930, S. 89f.)

So liegt der Schlüssel zur Vermeidung von Erziehungsfehlern ihrer Meinung nach in dem unverklemmten und offenen Umgang mit Sexualität und dem Ernstnehmen der die kindliche Sexualität begleitenden Phantasien und Konflikte. Die Unterdrückung der infantilen Sexualität, Geheimnistuerei und Prüderie bedrohen die Ich-Entwicklung, was in der Folge bedeuten kann, dass das Kind, vor lauter Angst die Gunst der Eltern zu verlieren, auf mit der kindlichen Sexualität zusammenhängende Triebäußerungen verzichtet.

Es ist entscheidend, durch eine ungezwungene und koedukative Ausgestaltung des Kindergartens den Kindern die zwangsläufige Entdeckung des Geschlechterunterschiedes unkompliziert erlebbar zu machen. Beim Ausziehen, beim Planschen oder bei den Toilettengängen soll alles natürlich und ohne viel Aufhebens von statten gehen. Bei gegenseitigen Beobachtungen schlägt Nelly Wolffheim vor: »(Es) wird eine einfache, kurze Aufklärung darüber, daß alle Mädchen so, alle Knaben anders sind, und daß dies gleich von Geburt an so ist und so bleibt, sicher das Beste sein.« (Wolffheim, 1930, S. 5)

Wiederum durch Beobachtungen in ihrem Privatkindergarten angeregt lenkt Nelly Wolffheim intensiv ihr Augenmerk auf erotische Kinderfreundschaften als ein Ausdruck der infantilen Sexualität. Sie stellt fest, dass es sich bei diesen Freundschaften um echte Liebesbeziehungen handelt, die sich durch innige emotionale und sexuelle Verhaltensweisen auszeichnen. Sie erkennt, dass die Kinder ähnlich wie die Erwachsenen innerhalb der Freundschaftsbeziehungen Nähe zueinander suchen, sich von der Gemeinschaft absondern, körperliche Berührung verlangen und Zärtlichkeiten austauschen; Eifersucht und der Kampf um Alleinbesitz sind ebenfalls ausgeprägt. Den einzigen Unterschied zwischen Kindern und Erwachsenen sieht sie bei der Beendigung der Freundschaften. Hier vergessen die Kinder schneller und überwinden den Trennungsschmerz rasch.

Während sich die Erwachsenen bei Liebesfreundschaften der Kinder noch mit Neckereien, Witzelei und Nichternstnehmen gegen den unliebsamen erotischen Boden solcher Beziehungen wehren (vgl. Wolffheim, 1927/28b, S. 265), macht das Thema Onanie Angst, bedroht und lässt den Erwachsenen verwirrt zurück. In diesem Zusammenhang hebt sie hervor, dass »die Psychoanalyse ... uns gelehrt (hat), das Onanieren als einen auf dieser Altersstufe naturgemäßen Vorgang aufzufassen, der, in normaler Weise ausgeübt, keinen Schaden bringt und keine weitere Beachtung finden sollte« (Wolffheim, 1930, S. 91). Niemals darf mit Drohungen und Angsteinflössen dem Kind gewaltsam die Onanie abgewöhnt werden; und wird ein Eingreifen ausnahmsweise doch nötig sein, »muß dies in vorsichtiger Weise, in Form einer freundlichen Aussprache geschehen« (Wolffheim,

1951/52, S. 134): »Nicht durch energisches Eingreifen und jedenfalls ohne viel Aufhebens damit zu machen, vor allem durch Ablenkung und in gewissen Fällen auch, ... durch eine Aussprache.« (Wolffheim, 1930, S. 92)
Auf eine andere sexuelle Lust, nämlich die Äußerungsformen der analen Phase und ihr Erscheinen im Kindergartenalltag, geht Nelly Wolffheim ebenfalls ein und schildert in einer Reihe von Praxisbeobachtungen, z.B. Tom (5 Jahre), der »auf einem Spaziergang an einem Baum Hundekot (bemerkte). Er wies erfreut-interessiert darauf hin, umtanzte schließlich den Baum, während er immer wieder das Wort ›Aa‹ ausstieß. Er wiederholte an diesem Tage bei jedem Baum, wo er Hundekot entdecken konnte, seinen Freudentanz.« (Wolffheim, 1951/52, S. 135)
Diese Phase, die sich durch mit der Afterzone in Beziehung stehende Lustregungen auszeichnet, wird von den Kindern auf verschiedenste Weise ausgelebt. In der Freude an schmutzigen Dingen, der Vorliebe für verpönte Ausdrücke oder im Interesse an allem mit dem Ausscheidungsprozess Zusammenhängende wird laut der psychoanalytischen Erkenntnisse ein (lustvolles) Überbleibsel der Unsauberkeit des Säuglings gesehen.
Für den Kindergartenalltag heißt dies, die Äußerungformen der analen Phase nicht als Ungezogenheiten, sondern als Triebkräfte der Kinder aufzufassen und die Kinder möglichst unbeachtet gewähren zu lassen. Nelly Wolffheim berichtet, dass »im Kindergarten das Benutzen unerwünschter Ausdrücke epidemisch ... (auftritt), was neben anderen Nachteilen auch die Unzufriedenheiten der Eltern nach sich zieht. Nach meinen Erfahrungen kann es Wochen, ja Monate geben, in denen kaum ein anales Wort fällt. Kommt dann eines der Kinder in eine Epoche verstärkt analer Interessen und zeigt dies durch Wort und Tat ... den anderen Kindern, so werden wir bald fast die ganze Gesellschaft angesteckt finden.« (Wolffheim, 1930, S. 93f.)
Hier bietet der Kindergartenbesuch für die Kinder einen helfenden Ausgleich und mit seinen pädagogischen Angeboten eine Erleichterung der Realitätsanpassung sowie eine Möglichkeit zur Sublimierung von vorhandenen Triebäußerungen. Dazu dienen besonders die Spiel- und Beschäftigungsformen, die in ihrem Konzept einen breiten Raum einnehmen.

4. Das Spiel in seiner Bedeutung für das Kindergartenkind

Das Spielen als Spiegel des Inneren, des Unbewussten, ernst nehmen und das Spiel als einen Erziehungsfaktor anerkennen werden zu einem Hauptgegenstand ihrer pädagogischen Praxis. Während andere Kindergärten mehr auf zielgerichtete Beschäftigungen und organisiertes Spielen setzten, muss für sie der »psychoanalytisch orientierte Erzieher das Spielen und jede frei ausgeführte Beschäftigung in den Vordergrund stellen« (Wolffheim, 1930, S. 171). Unbewusste Konflikte, Interessen, Phantasien, Ängste, Wünsche, Aggressionen, Eifersucht und zärtliche Strebungen, also alles besonders während des Ödipuskomplexes vorherrschende und meist unterdrückte Gefühle und Triebe, können ihrer Meinung nach nur dann zum Ausdruck kommen, wenn das Kind wirkliche Spielfreiheit besitzt und in seinem Spiel nicht unterbrochen oder gestört wird. Diese Freiheit verhilft nicht nur zu einer besseren »Bewältigung der Lebenseindrücke« (vgl. Wolffheim, 1930, S. 171; 1953b, S. 127), sondern stärkt das Kind gleichzeitig in seiner Selbständigkeit. Freie Wahl des Spielens kommt den Wunsch-, Lust- und Willensstrebungen zugute und ist so als Vorbedingung insbesondere der Selbständigkeit zu werten. Bei der Bewertung des Spielens und der Spielfreiheit vertritt sie die Meinung, dass sich in der Unlust und in der Unfähigkeit des Kindes zu spielen, Symptome neurotischer Erkrankungen zeigen.

In ihren Publikationen gibt sie eine Vielzahl von Beispielen sowie Erfahrungen aus ihrer Praxis davon, wie die Kinder ihre Spielfreiheit nutzen und dadurch Unbewusstes und Unterdrücktes ausleben, verarbeiten und überwinden, ohne dabei Unerlaubtes und Unerwünschtes zu äußern beziehungsweise das Gewissen, das Über-Ich des Kindes zu belasten. Ein Beispiel soll hier jedoch ausreichen. Sie schildert, dass »sich das Kind mit Vater oder Mutter identifiziert und dabei die in ihm wirksamen Ödipus-Wünsche in der Phantasie zu befriedigen vermag. Die in diesem Spiel auftretenden ›Kinder‹ versinnbildlichen sicher in sehr vielen Fällen die Geschwister, die man hier aufs beste beherrschen, bestrafen, quälen kann. Der Machtwille und das Geltungsbedürfnis können sich dabei ausleben, und es ist anzunehmen, daß sich gerade Kinder, die im realen Leben bedrückt sind und unter Angst und Minderwertigkeitsgefühlen und unter Hemmungen zu leiden haben, im Spiele Machtphantasien hingeben und sich groß und überlegen fühlen.« (Wolffheim, 1930, S. 172)

Neben den Rollen- und Bewegungsspielen muss der Kindergarten natürlich das Spielen und die Beschäftigung mit den verschiedensten Materialien und Spielzeug, das den Kindern ebenfalls Gelegenheit zum freien Tun und Selbstdarstellen gibt, anbieten. Durch Malen, Bauen, Schneiden, Kleben, Kneten und durch Lege- und Farbspiele verhelfen sich die Kinder zu Sublimierungsmöglichkeiten. Dabei hat der Kindergarten die Aufgabe, »Kindern die Möglichkeiten (zu) schaffen, die Nutzung derselben aber ihnen selbst (zu) überlassen« (Wolffheim, 1925, S. 250). Als das Wesentli-

che erscheint es, »das einzelne Kind das finden zu lassen, was seiner Entwicklungsstufe und augenblicklichen Stimmungslage entspricht, gleichgültig, ob dadurch die an sich wünschenswerte Förderung des Kindes in Bezug auf Ausbildung des Intellektes, der Sinne oder der Geschicklichkeit etwa in den Hintergrund tritt« (Wolffheim, 1930, S. 180).
Ganz im Sinne Friedrich Fröbels bevorzugt Nelly Wolffheim in ihrem Kindergarten Spielzeug und Materialien, die vielseitig verwendbar und zum Spielen und Handeln anregen und auffordern und so die bewussten und unbewussten kindlichen Kräfte konstruktiv umgestalten. Dabei macht sie keinen Unterschied zwischen mädchen- und jungenspezifischen Beschäftigungen und Spielzeug.

5. Die Mitarbeit der Eltern

Den Kindergarten als familienergänzende Institution und Sozialisationsinstanz sieht Nelly Wolffheim nicht losgelöst vom eigentlichen Zuhause der Kinder. Die praktische Arbeit und die Ausgestaltung des Kindergartenalltags sind für sie selbst als Kindergärtnerin und für die Kinder nur dann eine Bereicherung, wenn auch die Eltern miteinbezogen werden und die Bedeutung des Kindergartens von ihnen nicht in Frage gestellt wird. Diese Ansprüche an die Eltern sind in dem damaligen Verständnis von Kindergartenarbeit eher die Ausnahme. Die Eltern(mit)arbeit gilt als unüblich, und es besteht noch keine Erkenntnis darüber, dass die kompensatorische Erziehungsarbeit des Kindergartens nur dann wirksam wird, wenn eine kontinuierliche und gezielte Zusammenarbeit mit den Eltern besteht.
In ihrem Privatkindergarten ist es selbstverständlich, dass schon bei der Anmeldung der Kinder die Mütter persönlich erscheinen und diese Aufgabe nicht irgendwelchem Dienstpersonal der Familie überlassen. Während der ausführlichen Gespräche, die in Abwesenheit des anzumeldenden Kindes stattfinden, verschafft sie sich ein Bild darüber, warum das Kind den Kindergarten besuchen soll und wie es um die Einstellung und das Interesse der Mutter dem Kindergarten gegenüber steht. Bereits hier beginnt für sie die Aufklärungsarbeit, indem sie den Kindergarten im gemeinsamen Gespräch in das rechte Licht rückt und die Grundhaltung der Mutter beeinflusst. Mögliche Konflikte, die im Zusammenhang mit dem Kindergartenbesuch für das Kind vorbestimmt scheinen, werden dadurch antizipiert. Für die Praxis kann das heißen: »Wir wollen das Kind zur Selbständigkeit führen, während man ihm Zuhause Willensäußerungen und selbständiges Handeln nicht gestattet.« (Wolffheim, 1933, S. 55)

Sie nutzt dabei die Gespräche mit den Eltern und die Beobachtungen über die Eltern im Umgang und im Verhalten mit ihren Kindern, um das Verhalten der Kinder unter psychoanalytischen Gesichtspunkten zu sehen und damit besser zu verstehen. Dadurch führt sie die Eltern zu einem anderen Verständnis ihrer (der Eltern) Sicht des Kindes und zu den Fragen der Erziehung. Ihr geht es einerseits um eine Veränderung der elterlichen Grundeinstellung, die andererseits gleichzeitig auch die Selbstbeobachtung und Bewusstmachung der eigenen pädagogischen Antriebe sein soll.

6. Die Rolle der Kindergärtnerin

Daraus ableitend stellt sie klare Regeln für den Umgang mit Kindern auf. In der Erziehung von Kindern, ob nun Kleinkindern oder bereits Jugendlichen, darf es nicht darum gehen, die Kinder klein und minderwertig zu machen, sondern das Ernstnehmen der Kinder mit ihren Bedürfnissen, Gefühlen und ihrem individuellen Entwicklungsstand auf der Grundlage einer gleichwertigen Beziehung zwischen Erwachsenen und Kindern anzustreben.

Als einen der wichtigsten Punkte ihres psychoanalytisch orientierten Konzeptes ist die Kindergärtnerin zu sehen, für die Nelly Wolffheim ein klar formuliertes Anforderungsprofil entwirft. Ihr Konzept kann nicht getrennt werden von der Kindergärtnerin, also der Person, die Teil des Konzeptes und gleichzeitig auch für die Umsetzung des Konzeptes verantwortlich ist. Wohl die schwierigste Umstellung für die Kindergärtnerin im Prozess hin zu einer nach psychoanalytischen Gesichtspunkten arbeitenden Erzieherpersönlichkeit ist, die Erziehbarkeit des Kindes überhaupt in Frage zu stellen. Die Achtung vor dem individuellen Wesen Kind, vor seinem Verhalten, Handeln und Denken sowie vor seinen Triebäußerungen, steht im Gegensatz zu einer durchaus weniger anstrengenden Pädagogik des Beherrschens, Befehlens und Führens des Kindes. Die psychoanalytische Pädagogik ist konflikterfüllter, entbehrt eines sicheren Gerüstes und kann bewirken, dass der Erzieher den Boden unter den Füßen verliert (vgl. Wolffheim, 1926, S. 90).

Sie beschreibt diese seelischen Schwierigkeiten wie folgt: »Mancher Erzieher leidet unter gelegentlichen Disziplinschwierigkeiten. Das Versagen eines Kindes, der Widerstand einer Gruppe beleidigt, oft auch bei bewußt freier Einstellung des Erziehers, seinen Narzißmus; er nimmt solche Reaktionen als eine Folge eigener Fehler, faßt sie als Bloßstellung auf und läßt sie dadurch als Kränkung auf sich wirken. Ehrgeizige Erwachsene ertragen es nur schlecht, wenn sie die Kinder nicht den ihnen vorschwebenden Weg gehen sehen. Und hier zeigt es sich, wieviel schwerer es der moderne Erzieher hat: Ein Erzieher alten Schlages will regieren, der moderne Erzieher lehnt dieses Wollen ab, doch spielt das Unbewußte ihm oft einen unangenehmen Streich, indem es seine Auswirkungen eine deutliche Sprache sprechen läßt.« (Wolffheim, 1930, S. 169) Der moderne Erzieher muss also anders als früher seine Stellung und sein Verhalten dem Kind und seiner pädagogischen Aufgabe gegenüber reflektieren, und es soll ihm gleichzeitig klar sein, welche unbewussten und bewussten Vorgänge zum Kind und zur Berufswahl führen.

Nelly Wolffheim vertritt die Auffassung, dass das angestrebte Berufsziel Kindergärtnerin vorab oder ausbildungsbegleitend mit einer eigenen Psychoanalyse näher betrachtet werden muss, damit den vielfältigen bewussten und unbewussten psychischen Motiven und Motivationen zum Ergreifen des Berufes tiefer auf den Grund gegangen werden kann. Hier sind hauptsächlich die Faktoren gemeint, die sich aus der eigenen Biographie ableiten. So kann eine in der Kindheit erlebte Macht- und Ohnmachtsrelation zwischen Kind und Erwachsenen genauso die Triebfeder der pädagogischen Tätigkeit sein, wie Schuldgefühle, unterdrückter Kinderwunsch oder sadistische Momente. Ebenso bei einer starken Liebe oder Altruismus zu Kindern ist es angebracht, hinter diese Ausdrucksform zu schauen. Besonders im Bereich der ausgesprochenen Frauenberufe Kindergärtnerin und Kinderpflegerin sieht sie die Gefahr, dass das ständige Zusammensein mit Kindern Wünsche nach eigenen Kindern auftreten und Neid den Müttern gegenüber aufkommen läßt. Diese Neidgefühle den Müttern gegenüber, gepaart mit Konkurrenz im Erziehungsverhalten, bewirken gerade bei unverheirateten und kinderlosen Erzieherinnen eine häufig auftretende Reizbarkeit, die »auf eine Beunruhigung durch unausgelebte Mütterlichkeit und unbefriedigte Sexualität schließen (läßt)« (Wolffheim, 1947/48, S. 397). Geben bei der Berufswahl sozialpolitische Einstellungen, Ideologien und Ideen die Richtung als Kindergärtnerin vor, muss mit diesen Voraussetzungen ebenfalls bewusst umgegangen werden, da sich in dem hehren Anspruch, die Welt der Kinder verbessern zu wollen, auch die Gefahr verbirgt, die Kinder als Objekte herabzumindern.

Eine Psychoanalyse oder zumindest die Vertrautheit mit den psychoanalytischen Erkenntnissen sind die Vorbedingungen für den praktischen pädagogischen Alltag mit den Kindern. Das Wissen um die Relevanz der Kindheit für den späteren Erwachsenen hatte weitreichende Konsequenzen im erzieherischen Geschehen. Bezüglich des Themas kindlicher Sexualität betont sie, dass »die Erzieherin (sich) selbst erst von all den hergebrachten

Vorurteilen und Schiefheiten befreien (muß), die ihr eine andere Erziehungsweise noch vielfach mitgegeben hat« (Wolffheim, 1930, S. 89).

Eine für Nelly Wolffheim idealtypische Kindergärtnerin erkennt durch Beobachten des kindlichen Verhaltens und vor allen Dingen auch durch das Spiel, was die Kinder beschäftigt, was sie belastet, was sie unterdrükken, was sie erfreut, ängstigt oder ihnen einfach nur Spaß macht. Die Kindergärtnerin schafft den Kindern im Kindergarten die Möglichkeit, Unerwünschtes, Unerlaubtes und Triebäußerungen ohne Schuldgefühle auszuleben und bietet Sublimierungen an, um die Realitätsanpassung zu erleichtern, wobei die Anforderungen an die Kinder nicht zu hoch gesteckt sein dürfen (vgl. Wolffheim, 1927/28a, S. 162f.).

In den Entwicklungsprozessen der Kinder bietet sich die Kindergärtnerin als Übertragungsperson an und gestaltet gleichzeitig mit einer bewussten Regelung des Übertragungsverhältnisses die Realitätsanpassung und die Verzichtleistungen des Kindes.

Ein wesentlicher Bestandteil des Konzeptes Nelly Wolffheims ist, dass die Kindergärtnerin ihr eigenes Verhalten, die Erziehungsprozesse und den Kindergartenalltag immer wieder zu beobachten und zu reflektieren hat. Die Kindergärtnerin soll mit ihren fundierten psychoanalytischen Kenntnissen die Äußerungen der Kinder, ihr Verhalten, ihr Spiel, ihre erzählten Träume und Phantasien verstehen, akzeptieren und zu deuten wissen und eventuelle Fehlentwicklungen der Kinder frühzeitig erkennen und auch bei Bedarf das Kind einem analytischen Kinderpsychotherapeuten vorstellen. Die Reflektion und das richtige Verstehen der Kinder beinhalten ebenfalls, das eigene pädagogische und psychologische Wissen ständig zu erweitern und sich mit der Realität, also dem Familienleben des Kindes, vertraut zu machen.

7. Schluss

»Nelly Wolffheim hat ein pädagogisches Konzept hinterlassen, das sich durch einen hohen Anspruch auszeichnet. Darin forderte sie die Kindergärtnerin auf, geradezu mit professioneller Entdeckungslust den Sinn von verbalen und averbalen Interaktionen aufzudecken und die Lebens- und Beziehungsprobleme der Kinder, die sie aus Angst, Schuld oder Scham nicht auszudrücken vermochten, in Kommunikation umzusetzen. Dabei sollte die Kindergärtnerin gleichzeitig erkennen, welche Funktion und Rolle im Gesamtgefüge Kindergarten ihr von den Kindern/dem Kind zugedacht wurde. Parallel dazu mußte sich die Kindergärtnerin innerhalb der

szenischen Situation und Abläufe ihren eigenen Gefühlsreaktionen bewußt werden und mit professioneller Distanz am Geschehen teilnehmen und sich einfühlen.« (Kerl-Wienecke, 2000, S. 263).
Nelly Wolffheim hat diesen Anspruch erfüllt und gelebt.

8. Literatur

Kerl-Wienecke, Astrid, (2000): *Nelly Wolffheim – Leben und Werk*, Gießen

Wolffheim, Nelly: (1915): Von meiner Kindergartenarbeit, in: *Kindergarten*, München

– (1924): Freiheit dem Kinde! – Die Reform des Kindergartens, in: *Vossische Zeitung*, Berlin

– (1925): Gedanken zu einer Kindergartenreform, in: *Die neue Erziehung*, o.O.

– (1926): Zur Psychologie des modernen Erziehers, in: *Imago*, Wien

– (1926/27): Vom Gegensatz der Generationen, in: *Zeitschrift für psychoanalytische Pädagogik*, Stuttgart

– (1927/28a): Psychoanalytische Erziehung, in: *Kleine Kinder*, Dresden

– (1927/28b): Erotisch gefärbte Freundschaften in der frühen Kindheit, in: *Zeitschrift für psychoanalytische Pädagogik*, Wien

– (1930): Psychoanalyse und Kindergarten, in: *Zeitschrift für psychoanalytische Pädagogik*, Wien

– (1933): Die besonderen Aufgaben des Privatkindergartens, in: *Kindergarten*, München

– (1947/48): Psychologische Anmerkungen über den Erzieherberuf, in: *Psyche*, Stuttgart

– (1951/52): Die Beziehungen des Kindergartens zur Psychoanalyse, in: *Psyche*, Stuttgart

– (1953a): Eine Kinderentwicklung im Zusammenhang mit der Familienbeziehung, in: *Praxis der Kinderpsychologie und Kinderpsychiatrie*, Göttingen

– (1953b): Psychologisches zum Kinderspiel, in: *Praxis der Kinderpsychologie und Kinderpsychiatrie*, Göttingen

– (1958): Wie Kinder wirklich sind – Erlebtes aus einem Kindergarten, in: *Praxis der Kinderpsychologie und Kinderpsychiatrie*, Göttingen

– (1960): Institut für Zeitgeschichte (IfZ), P.II.a, Nr. 133a, MZS 1-1, München

– (1961): *So war ich – so bin ich. Eine Lebensgeschichte, die eine Krankengeschichte ist*, unveröffentlichtes Manuskript unter dem Pseudonym Nora Holm

– (1964): Die Rätselhaftigkeit des menschlichen Lebens, in: *Deutsches Zentralblatt für Krankenpflege*, Kulmbach

Astrid Kerl-Wienecke, Finkenweg 14, D-65929 Frankfurt a. M.

Tagungsbericht

7. Konferenz der VAKJP-Arbeitsgemeinschaft für Wissenschaftlichen Austausch in Frankfurt am Main
»Neues vom Zappelphilipp«? – Neurobiologie, Psychodynamik und Psychotherapie des Hyperkinetischen Syndroms

»Das Zauberwort »Zappelphilipp« in Verbindung mit der klinischen Diagnose Hyperkinetisches Syndrom (HKS) hat im Vorfeld der Tagung eine Unruhe, Aufgeregtheit und Spannung bei vielen interessierten KollegInnen hervorgerufen – insbesondere bei denen, die nicht mehr wegen Überfüllung teilnehmen konnten – worin sich die gegenwärtig aufgeregt durchgeführte öffentliche Diskussion zum Thema ADS widerspiegelt.« Diese Eingangsgedanken zum Tagungsthema von Günther Molitor, der die jährlich stattfindende Wissenschaftstagung der VAKJP ins Leben rief, traf verblüffend nicht nur auf die Vorbereitung zu, sondern genauso auf den Ablauf der Konferenz. Wie eine magische Wiederholung verbreitete sich während dieser achtstündigen Wissenschaftstagung im »winterlichen« Frankfurt am Main eine atmosphärische »Unruhe, Aufgeregtheit und Spannung«. Die Vielfalt der wissenschaftlichen Vorträge, die Forschungsberichte aus der Medizin, der Neurobiologie und der psychoanalytischen Entwicklungspsychologie, sorgten auf der inhaltlichen Ebene für einen spannenden Tagungsablauf. Neben neueren Untersuchungsdaten der neurobiologischen HKS-Forschung und der Gehirnforschung konnten sich die TeilnehmerInnen Gedanken über die Therapie von Kindern mit HKS-Störungen machen. Vorgestellt wurden Therapien auf der Basis von Kommunikations- und Systemtheorie sowie der Psychoanalyse.

Das HKS (Hyperkinetische Syndrom) erlebt einen Etikettenwechsel, der von der MCD (Minimale Zerebrale Dysfunktion), bis hin zum ADS (Aufmerksamkeitsdefizit-Syndrom) und ADD (Attention Defizit Disorder) reicht. Um Verwirrungen zu vermeiden, werde ich mich in meinen weiteren Ausführungen, analog zum Titel dieser Wissenschaftstagung, auf die abgekürzte Definition des hyperkinetischen Syndrom »HKS« beschränken.
In seiner Einführungsrede gab Günther Molitor einen ersten umfassenden Überblick über dieses in unserer Zeit sehr populäre Thema. Verhaltensauf-

fälligkeiten wie Unruhe, Impulsivität, Bewegungsdrang und Aufmerksamkeitsstörungen werden als Symptome einer Erkrankung zusammengefasst. Zwar waren diese Symptome schon vor Jahrhunderten bekannt, konnten jedoch bis vor kurzem nicht in einem eindeutigen Krankheitsbild mit einer entsprechenden Diagnose zusammengefasst werden. Der Frankfurter Nervenarzt Heinrich Hoffmann machte vor 150 Jahren in einem Kinderbuch vom »Zappelphilipp« das unruhige und ungehorsame Kind zuerst der breiten Öffentlichkeit bekannt. Seit seiner Zeit erlebt der »Zappelphilipp« einen Wandel, der je nach unterschiedlichen kulturellen, pädagogischen, psychologischen oder klinischen Auffassungen vom ungehorsamen Kind bis hin zum psychiatrischen Patienten reicht. Hinzu kommt die grundsätzlich unterschiedliche diagnostische Blickweise von Pädiatern und Kinderpsychiatern im Vergleich zu psychodynamisch orientierten Psychotherapeuten. Erstere orientieren sich erstrangig nach der »ICD-10 Klassifikation«, Letztere nach der »psychischen Realität« des Kindes. »Dieser grundsätzlich andere Blick auf das hyperkinetische Kind führt nicht nur zu sich gegenseitig ausschließenden Behandlungsmethoden, sondern wirft insgesamt Forschungsprobleme im Bereich der psychosomatischen Medizin auf, wenn die Bewegungsunruhe eines Kindes nicht in erster Linie auf neurobiologische Ursachen zurückgeführt wird, sondern aus psychoanalytischer Sicht als Ausdruck einer unbewussten somatischen Abwehr verstanden wird.« (Molitor, Einführungsrede)

Warum gerade jetzt das große Interesse für den »Zappelphilipp«? Hat es vielleicht mit den Meldungen aus der Genforschung zu tun, in denen Menschen »nach Maß« produziert werden sollen? Werden immer mehr Kinder hyperaktiv und haben massive Konzentrationsschwierigkeiten? Wie auch immer, der »Zappelphilipp« nagt an den Nerven der betroffenen Eltern, Lehrer und Erzieher und der »Zappelphilipp« ist alles andere, als das perfekt funktionierende Kind »nach Maß«, wie dieses von neuen Erfolgsmeldungen aus den Biowissenschaften versprochen wird, oder wie Eltern sich ihre Kinder wünschen. Es entsteht der Eindruck, dass mehr und mehr Kinder von HKS betroffen sind und mehr und mehr auf die schnell Erfolg versprechende medikamentöse Behandlung zurückgegriffen wird, ohne an die Wurzeln der Erkrankung heranzugehen, um Probleme zu lösen. Forschungsergebnisse, theoretische Diskussionen und praktische Überlegungen, die wesentlicher Bestandteil dieser Wissenschaftstagung waren, könnten zu einer engeren Zusammenarbeit zwischen den in der Patientenversorgung tätigen Fachgruppen der Kinderpsychiatrie und der analytischen Kinder- und Jugendlichenpsychotherapie beitragen.

Die ersten beiden Vorträge befassten sich mit theoretischen Überlegungen, gestützt auf neuere Ergebnisse der empirischen Forschung im Bereich der Humanmedizin und der Tierforschung.
Als erster Vortragender gab Herr Dr. Huss, Oberarzt in der Klinik der Kinder- und Jugendpsychiatrie der Charité in Berlin einen umfassenden Überblick über die »Aktuelle Entwicklung der neurobiologischen HKS-Forschung« im Hinblick auf Ursachen, Diagnostik und Therapie. Zunächst ging es um die Kriterien für die Diagnose der HKS. Demnach müssen drei Kernsymptome vorhanden sein (Aufmerksamkeitsstörung, Impulsivität und motorische Unruhe), das Symptom muss vor dem siebten Lebensjahr auftreten, eine relative Zeitstabilität aufweisen und in unterschiedlichem sozialen Kontext (in der Familie, Schule und Klinik/Praxis) auftreten. Hinsichtlich der Ursachen von HKS bezog er sich auf erste Ergebnisse einer bundesweit operierenden Studie (Berlin, Frankfurt und Köln) zu HKS. Es liegen mittlerweile Daten von 1200 Kindern vor, die in einem Zeitraum von 11 Jahren kinderpsychiatrisch untersucht wurden. Danach wurden drei Ursachen für die Entstehung des HKS gefunden: Genetische Dispositionen, Dopaminmangel und Entwicklungsdefizite, die teils durch das Rauchen der Mutter während der Schwangerschaft bedingt sein können. Letztere Argumentation, wonach Rauchen der Mutter während der Schwangerschaft zur sinkenden Aufmerksamkeit beim Kind führt, wurde vom zweiten Referenten, Prof. Hüther kritisch hinterfragt. Er machte darauf aufmerksam, dass in diesem Zusammenhang weniger das Rauchen selbst, sondern die mangelnde Feinfühligkeit einer rauchenden Mutter und somit die Wahrscheinlichkeit einer Bindungsunsicherheit beim Kind eine größere Rolle spielen könnte. Er hob somit die Bedeutung der psychischen Realität des Kindes und der Mutter als mögliche Ursache bei der Entstehung der HKS hervor. Hinsichtlich der Therapie von Kindern mit HKS stand die medikamentöse Behandlung durch Ritalin im Vordergrund. Dabei wurde auf Nebenwirkungen von Ritalin hingewiesen und betont, dass Ritalin im Grunde kein Problemlöser ist. Bei einer hohen Dosierung können beispielsweise psychotische Zustände oder Appetitlosigkeit entstehen. Wichtige Fragen bei der Ritalinbehandlung sind unter anderem Langzeitwirkungen, möglicherweise Abhängigkeit und damit eine Gefährdung für einen späteren Drogenmissbrauch. Die von Dr. Huss berichteten Studienergebnisse zeigten keinen Zusammenhang zwischen einer Ritalinbehandlung in der Kindheit und einem Drogenkonsum im frühen Erwachsenenalter.
Gleich im Anschluss an den ersten Vortrag wurde mit Besorgnis über die weit verbreitete öffentliche Meinung diskutiert, wonach bei der Behandlung von Kindern mit HKS psychodynamische Therapien nicht nur wenig

hilfreich, sondern sogar kontraindiziert seien. Primär wird hier Verhaltenstherapie empfohlen, ohne empirisch gesicherte Daten über einen Behandlungserfolg. Buchbeiträge und andere Aufsätze in psychoanalytischen Fachzeitschriften sowie Erfahrungsberichte der TeilnehmerInnen über die Behandlung von Kindern mit HKS können diese Vorurteile gegen eine psychodynamische Therapie nicht bestätigen. In der Diskussion wurde deutlich, dass bei der ausgewählten Behandlungmethode jeweils nach Patient individuell neu entschieden werden muss. Denn HKS bedeutet nicht gleich HKS. Die sehr unterschiedlichen Ausprägungen der Symptome führen auch zu sehr unterschiedlichen therapeutischen Erfahrungen, ob z. B. parallel zur Psychotherapie eine Ritalinbehandlung als unterstützend erachtet wird oder nicht. Hinsichtlich der Ritalinbehandlung gibt es nicht nur bei Theoretikern, sondern ebenso bei Praktikern divergierende Auffassungen, die von gänzlichem Verzicht auf Ritalin bis hin zur ausschließlichen medikamentösen Behandlung reichen. Es erscheint gegenwärtig sehr schwierig, wenn nicht sogar unmöglich eindeutige Empfehlungen auszusprechen, solange kaum empirisch gesicherte Forschungsdaten vorliegen. Es wäre wünschenswert, wenn in der nahen Zukunft in dieser Richtung mehr getan wird, um eine optimalere Orientierung hinsichtlich der Behandlungsmethode zu erreichen. Nicht unwesentlich ist in diesem Zusammenhang, dass Deutschland in Europa an erster Stelle der Ritalinverschreibung liegt. Dieser beunruhigenden Entwicklung müsste allerdings mehr mit Skepsis als mit einem Selbstverständnis in der öffentlichen Meinung entgegen getreten werden.

Im zweiten Vortrag gab Herr Prof. Hüther aus Göttingen unter dem Titel »Einfluss von Psychopharmakabehandlung auf das sich entwickelnde Gehirn« eine Einführung in die Welt des Gehirnwachstums und der neuronalen Netzwerke. Er betonte, dass wir noch zu wenig über die Auswirkungen von Psychopharmaka auf die Entwicklung des kindlichen Gehirns wissen. Spätfolgen der Psychopharmakabehandlung sind bisher unerforscht. Mit seinem Forschungsteam gehört Prof. Hüther zu den wenigen Wissenschaftlern, die sich diesem schwierigen Thema widmen und versuchen, Forschungsergebnisse aus der Tierforschung zumindest hypothetisch auf Menschen zu übertragen. Er riet, genauso wie sein Vorredner Herr Dr. Huss zur Vorsicht mit der Ritalinbehandlung von Kindern bei HKS. Denn die Ritalinbehandlung kann, was häufiger der Fall zu sein scheint, bei nicht hyperaktiven Kindern zu negativen Langzeitwirkungen führen, deren Ausmass heute noch weitgehend unbekannt ist. Prof. Hüther wies auf die Bindungsforschung hin und erwähnte, dass die Art und Qualität von frühen

Bindungsbeziehungen des Kindes zu seinen primären Bezugspersonen Einfluss auf die Gehirnentwicklung nehmen.
Nach dem gemeinsamen Mittagessen am Tagungsort im mittelalterlichen Dominikaner-Kloster behandelten die zwei abschließenden Vorträge überwiegend praxisrelevante Themen. Herr Dr. Bonney aus Heidelberg sprach über »Die Therapie bei Kindern mit hyperkinetischen Störungen (ADHD) auf der Basis von Kommunikations- und Systemtheorie«. Herr Dr. Bonney arbeitet als Kinderpsychiater in der eigenen Praxis auf der Grundlage der Systemtheorie. Er zählt sicherlich zu einer Minderheit von Kinderpsychiatern, die Kinder mit HKS ohne Ritalin behandeln und zwar mit sehr gutem Erfolg. Er legt den Schwerpunkt nicht auf die Diagnose, sondern auf die Lösung des Problems. Dabei wird unter anderem auf eine gelungene Kommunikation des Kindes mit seiner sozialen Umgebung besonders geachtet. Herr Dr. Bonney überprüfte den Erfolg seiner Behandlungsmethode mit HKS-Kindern in einer Katamnesenstudie. Fünf Jahre nach Beendigung der Behandlung von 46 Patienten führte er eine telefonische Befragung durch und konnte 23 Patienten erreichen. 19 (83 %) Eltern von 23 Patienten berichteten über einen andauernden Erfolg der Behandlung ihrer Kinder und nur 4 (17%) Eltern teilten mit, dass ihre Kinder weiterhin unter dem HKS-Syndrom leiden. Auch wenn die Stichprobe statistisch gesehen relativ klein ist, zeigt diese Studie, dass HKS ohne medikamentöse Behandlung gute Heilungschancen hat. Darüber hinaus gibt diese Arbeit eine Anregung, mit wenig Aufwand und ohne Forschungsgelder weitere Katamnesestudien durchzuführen.
Der letzte Vortragende, Herr Dr. Hopf aus Baiersbronn befasste sich in seinem Beitrag mit der »Psychoanalyse des hyperkinetischen Syndroms« und spannte den Bogen von der neurobiologischen Betrachtungsweise hin zu einer psychodynamischen Sicht. Er wies auf das Problem hin, wonach »alles Mögliche« in einem Topf geworfen wird und einzelne Symptome, wie z. B. Unruhe, mit HKS gleichgesetzt werden. Diese Diagnose entlastet meist die Eltern, denn die Ursachen der Krankheit werden damit ausschließlich in das Kind verlagert und nicht in der Beziehung zwischen dem Kind und seinen Bezugspersonen gesehen. Herr Dr. Hopf betrachtet HKS als ein psychosomatisches Phänomen. In seiner beeindruckenden Fallbeschreibung aus einer Behandlung im Therapiezentrum im Osterhof in der Nähe von Stuttgart wurden psychodynamische Aspekte der HKS hervorgehoben. Die motorische Unruhe der vom HKS betroffenen Kindern z. B. erscheint als eine depressive Abwehr. Herr Dr. Hopf bezog sich auch auf Stork (1993), der das HKS im Zusammenhang mit einer eingeengten Individuation erklärt. Dazu kommt, dass der psychische Konflikt in eine moto-

rische Unruhe umgewandelt und »unkenntlich« gemacht wird. Bemerkenswert ist die Feststellung, dass Jungen von HKS mehr betroffen sind als Mädchen und vor allem Jungen von allein erziehenden Müttern häufiger an HKS erkranken. Zur Ätiologie der HKS schliesst Dr. Hopf biologische, soziokulturelle und psychologische Faktoren sowie die aktuellen Lebensumstände des Kindes mit ein.

Abschliessend möchte ich eine kleine Ergänzung hinzufügen, die wenn überhaupt auch als eine leise Kritik an der Auswahl der Themenschwerpunkte dieser insgesamt sehr gelungenen Wissenschaftstagung zu verstehen ist, und zwar im Hinblick auf HKS in der frühen Kindheit. Es ist gegenwärtig ein Trend zu beobachten, dass HKS zu einer häufigen Diagnosestellung im Säuglings- und Kleinkindalter benutzt wird. Dieser bedenkliche Trend scheint meiner Ansicht nach aus einer gewissen Verlegenheit herzurühren, wenn Verhaltensregulationsstörungen von Säuglingen und Kleinkindern, die sich unter anderem in Form von leichter Irritierbarkeit, exzessivem Schreien, chronischer Unruhe, Quengeln oder Schlaf- und Gedeihstörungen äußern, von vielen Kinderärzten als HKS diagnostiziert werden. Es besteht die Gefahr, dass vorschnell das betroffene Kind als solches zum Träger und Verursacher einer Erkrankung gemacht wird, deren Ursachen, wie landläufig bekannt, multifaktorell bedingt sind (Papousek, 1999). Dabei können biologische Dispositionen des Kindes wie z. B. eine angeborene Irritierbarkeit oder aber Faktoren auf Seiten der Eltern, die oft mit individuellen psychosozialen Belastungen zu tun haben, eine Rolle spielen. Wenn die »Krankheit« aber aufgrund einer Fehldiagnose das Kind belasten und psycho- und familiendynamische Aspekte keine Beachtung finden, bleiben in der späteren Kindheit Amphetamine, Festhaltetherapie oder Diätbehandlung die einzige angemessene Therapie. »Darum ist es wichtig, psychodynamischen Zusammenhängen nachzuspüren, sie zu erkennen, aufzugreifen und therapeutisch anzugehen. Die Behandlung des hyperkinetischen Syndroms gehört zum ureigenen Terrain des Psychoanalytikers. Wir sollen uns also jene Behandlungen weder wegnehmen noch gar verbieten lassen, sondern uns in der jetzigen Diskussion ganz entschieden zu Wort melden.« (Hopf 2000, S. 306).

Die siebte Wissenschaftskonferenz der VAKJP ist in dieser Hinsicht als ein wichtiger Beitrag in der gegenwärtigen Diskussion zu betrachten, in der wie schon in der Vergangenheit auch kontrovers über die Ursachen sowie die Behandlungsmethoden »gestritten« wird. Übrigens ist gegen »Streit« nichts einzuwenden, wenn dieser fair ausgetragen und nicht zu Feindseligkeit und Spaltung führt, sondern wie der Tagungsverlauf zeigte, zur Nachdenklichkeit anregt und zu Erweiterungen des eigenen therapeutischen Handelns beiträgt. Wenn auch nicht auf alle Fragen zufrieden stellende Antworten gefunden werden konnten, so war diese Tagung ein wichtiger Beitrag zu fachlichem Gedankenaustausch und zu einer besseren Kooperation zwischen den Fachgruppen aus der medizinischen und der psychotherapeutischen Praxis.

Literatur

Hopf, H. (2000): Zur Psychoanalyse des hyperkinetischen Syndroms. *Analytische Kinder- und Jugendlichen-Psychotherapie,* 107: 279-308.

Papousek, M. (1999): Regulationsstörungen der frühen Kindheit: Entstehungsbedingungen im Kontext der Eltern-Kind-Beziehungen. In: Oerter, R., von Haagen, C., Röper, G., Noam, G. (Hrsg.): *Klinische Entwicklungspsychologie. Ein Lehrbuch.* Psychologie Verlags Union, Weinheim, 148-169.

Stork, J. (1993): Über die psychischen Hintergründe des hyperkinetischen Verhaltens. *Kinderanalyse,* 1: 203-230.

Eva Hédervári-Heller, Homburger Str. 18,
D-60486 Frankfurt a. M.

Buchbesprechungen

Günter Lempa: Der Lärm der Ungewollten
Psychoanalytische Erkundungen zu Fremdenfeindlichkeit, Gewalt und politischem Extremismus
Vandenhoeck & Ruprecht, 2001, 177 S., 39,- DM

Obgleich in den vergangenen Jahren viele interessante Arbeiten zum Thema »Gewalt und Aggression« aus sozial- und tiefenpsychologischer Sicht bereits veröffentlicht wurden, ist hier auf das den Leser verstörende Buch *Der Lärm der Ungewollten* aufmerksam zu machen. Der in München praktizierende Arzt und Psychoanalytiker Günter Lempa hat mit jugendlichen Gewalttätern, die in hessischen Justizvollzugsanstalten einsitzen, psychoanalytisch orientierte Gespräche geführt und interpretiert. Sein sozialpsychologisch begründetes und alarmierendes Interpretationsmodell stellt er in diesem Buch vor: die jugendlichen Gewalttäter kommen aus unserer Mitte. Lempa hat, wie er einleitend bemerkt, in den Jahren 1995-1998 mit elf jungen Erwachsenen, die in der JVA Butzbach und Gießen wegen fremdenfeindlicher Aktivitäten und körperlich-aggressiver Straftaten inhaftiert sind, insgesamt einhundertvierzig Stunden Einzelgespräche geführt, die er nach den Gesprächen protokollierte. Darüber hinaus hat er in Zusammenarbeit mit Evelyn Heinemann vom Projekt AgAG Gruppengespräche mit jugendlichen Straftätern geführt, die in den neuen Bundesländern einsitzen. Ausgehend von der psychoanalytischen Theorie war Lempa zunächst von der Idee geleitet, psychoanalytische Praxis allein genüge, um die individuellen Hintergründe darzulegen, die zu den Gewalttätigkeiten führten, und um die häufig vermutete und quantitativ in Studien von Heitmeyer et al. (1995) und Willems et al. (1993) bereits nachgewiesene Erklärung zu bestätigen, dass ein ursächlicher Zusammenhang zwischen spezifischen traumatischen Kindheitserfahrungen und gewaltförmiger Fremdenfeindlichkeit erkennbar ist. Die Betrachtung der Gewaltexzesse der letzten zehn Jahre legte die Vermutung nahe, dass die Ermittlungstätigkeit von Justiz und Medien eher naiv darauf fixiert bleibt, die Motive für die Straftaten mit den Merkmalen einer typischen »Broken-home«-Herkunft, d.h. mit frühen Gewalterfahrungen, Lieblosigkeit, moralischer Verwahrlosung, elterlichem Alkoholismus, Heimunterbringung etc. in Verbindung zu bringen. Dieses angstmindernde und zugleich aufklärungsfeindliche Kausalitätsmodell individueller Sinnhaftigkeit war auch für Lempa lange Zeit federführend, bis er mit zwei Probanden konfrontiert war, die aus einem relativ intakten, wertbewussten und symbolisierungsfähigen Milieu stammten. Wie ist dann zu erklären, dass Menschen, deren eigene Erziehung auf dem Respekt vor körperlicher Integrität und seelischer Autonomie beruht, von der Vorstellung beherrscht werden, dass sie nur leben können, wenn sie das Leben anderer zerstören? Nach einer inhaltlich-biographischen Zusammenfassung und Fokussierung der elf Probanden fordert der Autor sich selbst und den Lesenden zum Umdenken auf. Wenn auch ungenannt, geht Lempa vom Hobbesschen Diktum aus, dass Gewalt immer schon eine Option menschlichen Handelns sei und bestätigt ohne direkten Bezug Axel Honneths These, dass mit dem Verfall von Wertmilieus und der einhergehenden experimentellen Erprobung neuer Lebensweisen der soziale Rückhalt einer nachwachsenden Form von Sittlichkeit fehle (Honneth, A.: *Desintegration. Bruchstücke einer soziologischen Zeitdiagnose*, Ffm 1994). Lempa macht in seinen weiteren Ausführungen deutlich, dass menschliches Miteinander stets ein Tanz auf dem Vulkan sei, und seine weitere Reflexion der gesellschaftlichen Integrationspanik findet im Begriff der »sozialen Panik« einen trefflichen Ausdruck. Im Rückgriff auf Freuds Werk *Massenpsychologie und Ich-Analyse* führt Lempa folgendes Beispiel an: Ein im Kino ausbrechendes Feuer führt dazu, dass die anderen Kinobesucher binnen Sekunden nur noch unter strategischen Gesichtspunkten wahrgenommen werden. Während man sich zuvor bürgerlicher Verhaltensformen bedienend an der Kasse nach einer Karte anstellte und davon ausging, dass das Warten in der Schlange mit dem Erwerb einer Kinokarte belohnt werde, ist dies im Moment existentieller Bedrohung hinfällig. Lempa leitet in Anlehnung an Jürgen Habermas Theorie, dass soziale Gefüge ohne reziproke Strukturen nicht lebensfähig seien, die Vermutung ab, dass prosoziales, zivilisiertes Verhalten, dessen wir uns mehr oder weniger alle rühmen, kaum auf Verinnerlichung der Erkenntnis der Notwendigkeit zwischenmenschlichen Miteinanders beruhe, sondern mehr auf einem psychisch schwach verankerten und extrem störanfälligen Prinzip von Leistung und Gegenleistung. Dies hat für den moralisch rechtschaffenen Bürger etwas zutiefst Kränkendes, da in Extremsituationen die Trennung zwischen dem Gewalttäter und dem Rechtschaffenen aufgehoben ist. Oder denken wir an Klaus Horn, der schon Anfang der 70er-Jahre anerkannte, dass die Realität in ihrer Eigengesetzlichkeit und nicht nur als Bühne zu begreifen sei, auf der das ontologisierte Unbewusste Regie führe (Horn, in Lorenzer, A.: *Psychoanalyse als Sozialwissenschaft*, 1971). Lempa skizziert im weiteren Verlauf seiner Argumentation die Entwicklung der Massenbindung von ihren Ursprüngen in der Familie bis hin zur Loyalität gegenüber der Gesellschaft und transponiert das Bild vom plötzlichen Feuerausbruch im Kino auf all jene Bereiche, in denen das auf Gegenseitigkeit beruhende zivilisatorische Handeln in eine Krise geraten ist. Der Zusammenbruch der bipolaren politischen Weltordnung, die Dynamisierung und Deregulierung der Ökonomie, die Privatisierung individueller Lebensentwürfe bei wachsender Abhängigkeit von undurchschaubaren staatlichen und unternehmerischen Entscheidungen stellen das bis dahin sicher geglaubte Grundgefühl, in einer Gemeinschaft zu leben, in ihr einen Platz zu finden und von dieser gehalten und teilweise finanziell getragen zu sein, fortlaufend in Frage.

Das sozialdarwinistische Prinzip »best of the breed«, das seit einigen Jahren aus den Vorstandsetagen vieler nationaler wie auch international orientierter Firmen den Arbeitnehmern vermittelt wird, mobilisiert nicht nur archaischen Neid und Rivalität einiger jugendlicher Gewalttäter, Skins oder linker Autonomer. Die vom Autor erhobenen Einzelbefunde sollten nicht verallgemeinert und für eine Interpretation überstrapaziert werden, dennoch ist festzuhalten, dass die politischen Überzeugungen der interviewten Gewalttäter aufgesetzt, hohl und nach Kaschierung ihrer inneren Not klingen. Sie glauben, zu den so genannten Modernisierungsverlierern zu gehören, und sie haben Angst, durch die Maschen des Erlebnis- und Spaßmarktes zu fallen. Die Furcht, selbst in die marginalisierte Lage zu geraten, wird projektiv gegen die gewendet, die sie sich mehr oder weniger zufällig zum Opfer erkoren haben: Spätaussiedler, Obdachlose, Juden, Schwarze, Asiaten, Junkies etc. Die Vorstellung, selbst in der Gosse zu landen, wird projektiv gegen das Opfer gewendet. Die Vernichtung anderer dient ihnen als Plombe gegen die eigene Angst. Die Zerstörung anderer vermittelt ihnen zugleich das Hochgefühl narzisstischer Integrität, wie dies u.a. beim Strafgefangenen K deutlich wird, der einen fremdländisch aussehenden Passanten mit Fußtritten quält und ihn hilflos auf der Straße liegen lässt. Im Akt der gewalttätigen Vernichtung verwandelt er den anderen in jenen »menschlichen Abfall«, als den er sich selbst empfindet. Die Identifikation mit dem Aggressor, mit dem Gequälten und Misshandelten, also die unbewusste Angst, selbst ruinös, fragmentiert, ungewollt und vergessen zu sein, sollte durch die Vernichtung des anderen aufgelöst werden. Letztlich aber hat die Gewalt das Leben der Probanden auch in einem objektiven Sinne ruiniert.

Im zweiten Teil des Buches erhält der Leser einen historischen Überblick zu den sozialpsychologischen und gesellschaftspolitischen Bedingungen, die Gewaltexzesse zur Folge hatten. In diesem setzt sich der Autor mit der grandiosen Selbstüberschätzung der Kulturnation Deutschland auseinander und entschlüsselt auch den Entlastungsmythos des Befehlsnotstandes während des Zweiten Weltkrieges. In der Argumentation stützt er sich auf die theoretischen Überlegungen Hannah Arendts, die im Rückblick auf Stalinismus und Nationalsozialismus feststellte, dass mit dem Ende des Ersten Weltkrieges und der Freisetzung rechtloser Minderheiten zivilisatorische Umgangsformen aufgekündigt wurden: Flüchtlinge und Staatenlose verloren nicht nur ihren Standort in der Welt, sondern auch die Gewissheit, dass ihre individuelle Existenz von Gewicht und Bedeutung sei.

Lempa verdeutlicht daran erneut, dass die individuellen Fähigkeiten nur eine nachgeordnete Rolle spielen. Er vertieft den Diskurs der Gewalt und Fremdenfeindlichkeit und zeigt, dass es für die Zugehörigkeit zu einer Gemeinschaft der Versicherung gegenseitigen Anerkennens bedarf, um vor Isolation und psychischer Fragmentierung bewahrt zu werden. Lempa hat mit seinem Buch die gängige These der »Broken-home-Karrieren« verlassen, letztlich aber nicht die Frage beantwortet, warum zwei Probanden gewalttätig wurden. Möglich, dass diese beiden jungen Männer schwere narzisstische Störungen haben. Sicher ließe sich vieles mehr über die Pathologien destruktiven Narzissmus bei jugendlichen Delinquenten sagen, über deren Strukturdefizite, deren Ich-Organisation und deren Körper-Ich, hierüber erfährt der Leser nichts in diesem Buch.

Deutlich wird dem Lesenden, dass in existentieller Not, in der das feine Gefüge gegenseitigen Anerkennens und reziproker Leistung nicht erfolgt, auch derjenige, der sich selbst als sozial kompetent erlebt, in einen Strudel der Gewalt und Missachtung geraten kann. Es bleibt eine Gratwanderung für den Einzelnen.

Cordula Jaletzke

Evelyn Heinemann/Hans Hopf: Psychische Störungen in Kindheit und Jugend. Symptome – Psychodynamik – Fallbeispiele – psychoanalytische Therapie. Verlag W. Kohlhammer, 2001, 324 S., 48,90 DM.

Dieses kürzlich erschienene Buch der Mainzer Professorin für Sonderpädagogik und Psychoanalytikerin Evelyn Heinemann, und des Kinder- und Jugendlichen-Psychotherapeuten Dr. Hans Hopf, wird über kurz oder lang in keiner Bibliothek von Kinder- und Jugendlichen-Psychotherapeuten oder von Berufsgruppen, die sich mit der gefährdeten Entwicklung und mit

psychischen Störungen von Kindern und Jugendlichen beschäftigen, fehlen
– dessen bin ich mir ganz sicher!
Dem Autorenteam ist es gelungen, psychoanalytische Entwicklungslehre
und Theorie der Strukturbildung in sehr klarer und allgemein verständlicher Sprache darzustellen und an 22 differenziert ausgestalteten Fallbeispielen zu exemplifizieren. Welch reichhaltiges Wissen zweier Fachleute
und welcher Schatz an Erfahrungen von praktizierenden Psychotherapeuten wird in diesem Werk vermittelt! Die Darstellung beginnt mit einem
einleitenden Theorie-Kapitel, in dem die geschichtliche Herleitung und
dann der aktuelle fachliche Diskussions-Stand von Triebtheorie, Ich-Psychologie und Objektbeziehungstheorie und das Verständnis des psychoanalytischen Konfliktmodells, die einzelnen Abwehrmechanismen in
Anlehnung an die Arbeiten von Anna Freud und Stavros Mentzos und das
psychoanalytische Verständnis der Symptombildung vermittelt werden.
Sehr interessant, ebenfalls die neueste Diskussion widerspiegelnd und
teilweise mit eigenen ethnopsychoanalytischen Untersuchungen (Heinemann) und deutschen Therapiestudien (Hirschmüller, Hopf u.a.) belegend
finde ich den Abschnitt 3 »Alters- und geschlechtsspezifische Aspekte«
der theoretischen Einleitung mit den neugierig machenden Themen wie
»Freuds phallischer Monismus«, »Befürworter zu Freuds Zeiten«, »Kritiker
zu Freuds Zeiten«, »Narzissmus und Identifikationswechsel«, »Der Gebärneid des Mannes« und »Psychische Störungen und Geschlechterdifferenz«.
Auch der psychoanalytischen Pädagogik mit ihrer Geschichte und dem
aktuellen Stand wird ein eigenes Kapitel gewidmet mit Praxisbeispielen,
der psychoanalytischen Therapie von Kindern und Jugendlichen in ihrer
historischen Entwicklung mit ihren wesentlichen Vertretern bis zum heutigen Diskussionsstand in den verschiedenen psychoanalytischen Schulen,
im vorliegenden Buch vertreten durch die »englische«, »französische« und
»selbstpsychologische« Schule.
Diese 63 Seiten sind eine hervorragende Einleitung, die aber nur das Kernstück des Buches vorbereiten sollen, nämlich eine psychoanalytische Lehre
von 21 der häufigsten spezifischen Krankheitsbilder entlang der klassischen Einteilung der Psychoanalyse, also Neurosen, narzisstische Störungen, psychosomatische Störungen, Borderline-Störungen und Psychosen
sowie Sprachstörungen. So sind z.B. in Kap. III, »Narzisstische Störungen« folgende Krankheitsbilder beschrieben: Depression; Suizid; Aggression; Autoaggression; Hyperaktivität; Sexuelle Störungen. Jedes einzelne
Krankheitsbild wird dann nach einem einleuchtenden und bald vertrauten
System entwickelt:

- Phänomenologische Symptombeschreibung mit statistischer Auswertung der Häufigkeit für 21 der häufigsten spezifischen Krankheitsbilder jeder Gruppe, belegt mit Zahlen aus den aktuellsten deutschsprachigen Lehrbüchern der Kinder- und Jugendpsychiatrie.
- Zusammenfassung des theoretischen Standes (z.B. »Theorie des Zwangs«, »Theorie der Magersucht« oder »Theorie des Einnässens« usw.). Darin werden wiederum sowohl historische Aspekte der Diskussion wie der aktuelle Stand kurz zusammengefasst. Diese theoretischen Teile wurden von Evelyn Heinemann verfasst und von beiden Autoren dann diskutiert.
- Fallbeispiel: Hier hat Hans Hopf sehr differenziert dargestellte Fallbeispiele aus seiner langjährigen Praxis als niedergelassener Kinder- und Jugendlichen-Psychotherapeut wie aus dem von ihm geleiteten Psychotherapeutischen Kinderheim »Osterhof« im Schwarzwald vorgestellt. Die Offenheit seiner Darstellung der eigenen Gegenübertragungszustände in den Inszenierungen und das daraus abgeleitete Verständnis der sich darin abbildenden inneren Zustände der kindlichen und jugendlichen Patientinnen und Patienten ist eindrucksvoll. Hier kann jeder Praktiker unendlich viele eigene Erfahrungen gespiegelt und reflektiert wieder finden und davon enorm profitieren. In diesem Zusammenhang hat mir auch die Übersicht über die 22 Fallbeispiele mit Diagnose, Alter zu Therapiebeginn, Geschlecht und Seitenangabe im Buch gut gefallen.
- Interpretation mit Psychodynamik und Bewertung der therapeutischen Arbeit und der Behandlungstechnik jedes einzelnen Fallbeispiels: Fernab jeder Schematisierung, sondern sehr am Einzelfall orientiert erfolgt diese Interpretation. Ich meine, dass mit dieser Art der Darstellung für jedes Krankheitsbild gleichzeitig grundsätzlich psychodynamisch und behandlungstechnisch Allgemeingültiges formuliert wurde.

Ich jedenfalls werde, so denke ich nach der Lektüre dieses Werkes, in Zukunft bei meiner Arbeit in der Praxis dieses Lehrbuch im besten Sinne heranziehen zum tieferen psychodynamischen Verständnis einzelner Krankheitsbilder, und so wie ich mich selbst immer auch als Lernender empfinde, könnte das Buch auch für andere jüngere und ältere Lernende der Psychoanalyse und Psychotherapie ein hilfreiches Kompendium sein. Mich überzeugt das Buch sowohl durch seine wissenschaftlich-theoretischen wie seine klinisch-praktischen Erkenntnisse. Auch die didaktische Konzeption halte ich für sehr gelungen.

Rudolf Reber, Schwäbisch Hall

Die Autorinnen und Autoren des Heftes

Maria Teresa Diez Grieser, geb. 1960, Fachpsychologin für Psychotherapie, Psychoanalytikerin, Arbeitsschwerpunkte: Migration, Elternarbeit, schwere Traumatisierungen; Veröffentlichungen zur Elternarbeit, zu Eltern-Säuglingstherapien; lange Zeit in verschiedenen Institutionen tätig, u.a. Kinder- und Jugendpsychiatrische Dienste St. Gallen; eigene psychotherapeutische Praxis.

Gabriele Häußler, Analytische Kinder- und Jugendlichen-Psychotherapeutin in eigener Praxis, Assistenzdozentin und Vorstandsmitglied am Psychoanalytischen Institut »*Stuttgarter Gruppe*« e.V.

Eva Hédervári-Heller, geb. 1951 in Ungarn, Studium der Erziehungswissenschaften und Ausbildung zur Analytischen Kinder- und Jugendlichen-Psychotherapeutin in Berlin. Forschungstätigkeit an der FU Berlin. Schwerpunkte: frühkindliche Sozialisation, Bindungs- und Emotionsforschung, Fremdbetreuung von Kleinkindern. Veröffentlichungen: »Bindung und Trennung«, 1995; Mitautorin von »Ein Modell für die Gestaltung der Eingewöhnungssituation von Kindern in Krippen«, 1994. In freier Praxis tätig und als Dozentin.

Hans Hopf, Analytischer Kinder- und Jugendlichen-Psychotherapeut, bis 1995 in eigener Praxis, seither Therapeutischer Leiter im Therapiezentrum »*Osterhof*«. Dozent und Kontrollanalytiker am Psychoanalytischen Institut »*Stuttgarter Gruppe*«. Wissenschaftliche Veröffentlichungen, schriftstellerische Arbeiten und Beiträge für Rundfunk und Fernsehen u.a. zu den Themen Traum, Aggression, spezielle Neurosenlehre für Kinder und Jugendliche (zus. mit Evelyn Heinemann, 2001).

Gerald Hüther, geb. 1951, von 1990-1995 Heisenberg-Stipendiat, seit 1995 Leiter des Neurobiologischen Labors der Psychiatrischen Klinik der Universität Göttingen. Schwerpunkte der wissenschaftlichen Tätigkeit: Hirnentwicklungsstörungen, Wirkmechanismen von Psychopharmaka, Auswirkungen psychischer Belastungen. Zahlreiche Buchbeiträge und Veröffentlichungen, mehrere wissenschaftliche Monographien und populärwissenschaftliche Sachbücher.

Astrid Kerl-Wienecke, geb. 1961, Erzieherin, Diplomsozialarbeiterin/-pädagogin, Klientenzentrierte Beraterin, arbeitet beim Jugend- und Sozialamt Frankfurt am Main im Bereich Pflegekinderhilfe; befristete Lehraufträge zum Thema Behinderte/Behinderung, Pflegekinderhilfe.

Maria Emilia Pozzi, analytische Kinder- und Jugendlichen- und Erwachsenen-Psychotherapeutin. Beim staatlichen Gesundheitsdienst in der psychiatrischen Versorgung von Kindern und Erwachsenen tätig. Lehrbeauftragte an der *Tavistock Clinic* und bei der *British Association of Psychotherapists*. Veranstaltungen zu kindertherapeutischen Themen in Italien und in der Schweiz. Schwerpunkte: Eltern-Kind-Psychotherapie, Autismus und geistige Behinderung.

Christa Schaff, geb. 1949, Fachärztin für Kinder- und Jugendpsychiatrie und -psychotherapie, Psychotherapeutische Medizin, Neurologie und Psychiatrie; Analytische Kinder- und Jugendlichen-Psychotherapeutin; Psychotherapie und Psychoanalyse. Dozentin am Fachbereich I der Akademie für Tiefenpsychologie, Stuttgart; in eigener Praxis tätig.

Lydia Tischler, analytische Kinderpsychotherapeutin; ausgebildet an der *Hampstead Clinic* – heute *Anna-Freud-Centre*; viele Jahre in leitender Position als Kinderpsychotherapeutin am *Cassel-Hospital* tätig; Mitarbeiterin in unterschiedlichen verantwortlichen Positionen in der *Association of Child Psychotherapists* (ACP) und der *British Association of Psychotherapists* (BAP), z. Zt. Vorsitzende des Ausbildungsausschusses; Mitbegründerin und erste Sekretärin der EFPP; zahlreiche Veröffentlichungen.

Ankündigungen

30.11. – 1. Dezember 2001 in München
Internationales und interdisziplinäres Symposium der Internationalen Akademie für Entwicklungsrehabilitation und Theodor-Hellbrügge-Stiftung sowie der Ludwig-Maximilians-Universität München
»Bindung und Trauma – Risiken und Schutzfaktoren in der kindlichen Entwicklung«
Information: Frau Niemmeyer, Tel.: 089/71009-379 oder -312
Fax: 089/7193610, e-mail: www.hellbrueggestiftung.de

16. Februar 2002 in Frankfurt am Main
8. Konferenz der VAKJP-AG für Wissenschaftlichen Austausch
»Psychoanalytische Therapie mit Säuglingen und ihren Eltern«
Information: Geschäftsstelle der VAKJP, Tullastr. 16, 68161 Mannheim
Tel.: 0621/4186444, Fax: 0621/413169, e-mail: vakjp@ra-gerlach.de

18. – 20. April 2002 in Weimar
4. Fachtagung der Deutschen Gesellschaft gegen Kindesmisshandlung und -vernachlässigung (DGgKV) e. V.
»Kinderschutz und Kinderrechte in der Jugendhilfe«
Anmeldung: Frau Helga Viefers, Andreaskloster 14, 50667 Köln
Tel.: 0221/136427, Fax: 0221/1300010, Tagungsinfos: www.dggkv.de

26. – 28. April 2002 in Stuttgart
49. Jahrestagung der VAKJP
»Unruhige Kinder und Jugendliche – Seismographen beunruhigender gesellschaftlicher Entwicklungen«
Information: Geschäftsstelle der VAKJP, Tullastr. 16, 68161 Mannheim
Tel.: 0621/4186444, Fax: 0621/413169, e-mail: vakjp@ra-gerlach.de

Neue Bücher

Zur Rezension können bei der Redaktion (Uta Einnolf, Tel.: 0511/554471, e-mail: einnolf@htp-tel.de) folgende Bücher angefordert werden:

Alvarez, Anne: *Zum Leben wiederfinden. Psychoanalytische Psychotherapie mit autistischen, Borderline-, vernachlässigten und mißbrauchten Kin-

dern. Brandes & Apsel Verlag 2001

Diebold, Gilbert: *Epilepsie – eine Krankheit als Zuflucht.* edition psychosozial

Flaake, Karin: *Körper, Sexualität und Geschlecht. Studien zur Adoleszenz junger Frauen.* edition psychosozial

Matejek, Norbert/Lempa, Günter: *Behandlungs(T)räume. Ein satirischpsychoanalytisches Lehrbuch in Bildern und Texten.* Brandes & Apsel Verlag 2001

Milch, Wolfgang E./Wirth, Hans-Jürgen (Hrsg.): *Psychosomatik und Kleinkindforschung.* edition psychosozial

Münch, Winfried: *Märchenbilder und ihre Geheimnisse. Analytisches Verstehen und Selbstspiegelung im Märchen.* Brandes & Apsel Verlag 2001

Orange, Donna M./Atwood, George E./Stolorow, Robert D.: *Intersubjektivität in der Psychoanalyse. Kontextualismus in der psychoanalytischen Praxis.* Brandes & Apsel Verlag 2001

Wolf, Michael (Hrsg.): *Selbst, Objekt und der Grundkonflikt. Psychoanalytische Beiträge zur Psychosentherapie, institutionalisierten Abwehr und Aggression.* Brandes & Apsel Verlag 2001

Vorschau auf das Heft 113

Zur Psychoanalyse der sexuellen Entwicklung bei Kindern und Jugendlichen
Beiträge von U. Benz, J. Herzog, M. Hirsch, R. A. Lazar, C. Thürheimer

Hinweis des Verlages

Die AKJP hat in den letzten zwei Jahren deutlich an Umfang zugenommen, zugleich sind die Papierpreise erheblich gestiegen und die Post paßt jährlich die Kosten des Zeitschriftenversandes an die Inflationsrate an. Deshalb sind wir gezwungen, eine mäßige Preiserhöhung zum 1. 1. 2002 vorzunehmen. Das Jahresabonnement 2002 kostet 49,- €, jedes Einzelheft dann 13,- €.

Wir danken für Ihr Verständnis und wünschen ein schönes neues Jahr.

Ihr Brandes & Apsel Verlag

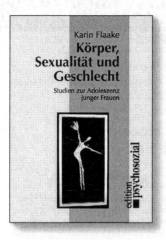

Karin Flaake
Körper, Sexualität und Geschlecht
Studien zur Adoleszenz junger Frauen

November 2001 · ca. 210 Seiten
Broschur
DM 58,– · EUR 29,65
ISBN 3-89806-093-4

Die sich entwickelnde Körperlichkeit und Sexualität erschüttert nicht nur die jungen Frauen und Mädchen selbst, sondern auch die Erwachsenen ihrer Umgebung. Sie verändert die Beziehungen in der Familie und zu Gleichaltrigen. Das Erleben der Pubertät erweist sich dabei als sozial geprägt und gesellschaftlich vermittelt. Es ist daher sinnvoll, genauer hinzuschauen auf das, was passiert, wenn junge Frauen ihre Pubertät durchleben. Und genau das tut Karin Flaake in ihrem Buch und eröffnet neue Einblicke in die Dimension des Prozesses weiblicher Pubertät.

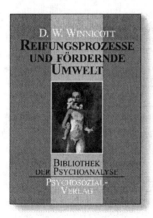

D. W. Winnicott
Reifungsprozesse und fördernde Umwelt

Bibliothek der Psychoanalyse
Psychosozial-Verlag

November 2001 · 373 Seiten
gebunden
DM 69,– · EUR 35,28
ISBN 3-89806-091-8

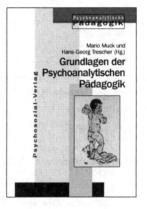

Psychoanalytische Pädagogik
Mario Muck und Hans-Georg Trescher (Hg.)
Grundlagen der Psychoanalytischen Pädagogik

2001 · 355 Seiten
Broschur
DM 49,90 · EUR 25,51
ISBN 3-89806-070-5

Psychosozial-Verlag · Goethestr. 29 · 35390 Gießen
Telefon: 06 41/ 7 78 19 · Fax: 7 77 42 · e-mail: info@psychosozial-verlag.de

KINDERANALYSE

Herausgegeben von Jochen Stork, seit 1993

Zeitschrift für die Anwendung
der Psychoanalyse in Psychotherapie und Psychiatrie
des Kindes- und Jugendalters

Wenn Sie jetzt abonnieren, erhalten Sie ein Heft gratis!

- Internationale Originalbeiträge aus Klinik, Therapie und Forschung
- Jährlich ein Themenheft zu einem aktuellen Forschungsschwerpunkt
- Regelmäßige Themenhefte zum Forschungsstand in anderen Ländern

Themen 2001

Heft 1 Psychoanalyse in stationärer Kinder- und Jugendpsychiatrie und Therapie
Heft 2 Aktuelle Beiträge aus England
Heft 3 Ich-Ideal und Adoleszenz
Heft 4 Themenheft: Verstehen und Deuten in der Kinderanalyse – Mit Beiträgen von René Diatkine, Janine Simon, Nora Kurts, Dieter Bürgin

Wählen Sie Ihre kostenlose Abonnementprämie:
(Verkaufspreis DM 38,- ab 2002 € 19,-)

Heft 4/1999
Anfang und Ende von Kinderanalysen und Kinderpsychotherapien

Heft 3/2000
Die Psychoanalyse in der Kinder- und Jugendpsychiatrie – Behandlungsformen der institutionellen Psychotherapie

---

Fax-Bestellschein – 0711/6672-2032
Ich abonniere die Zeitschrift KINDERANALYSE (jährlich 4 Hefte)

- ☐ Normalabonnement   DM 120,- ab 1.1.2002 € 62,-* ab Heft ____
  (Jahresabonnement)
- ☐ Vorzugsabonnement   DM 110,- ab 1.1.2002 € 56,-* ab Heft ____
  (Jahresabonnement für Studenten und Akademiker im Vorbereitungsdienst; gegen Vorlage einer Bescheinigung)
- ☐ Mein Begrüßungsgeschenk: Heft ____
- ☐ Ich bestelle Heft ____   DM 38,-   ab 1.1.2002 € 19,-*

Bitte beachten Sie: Der Abonnementpreis ist im voraus zu entrichten. Abbestellungen des Jahresabonnements sind nur zum Jahresende möglich und müssen bis zum 1. Dezember beim Verlag vorliegen. Erfolgt keine Abbestellung, verlängert sich das Abonnement automatisch.
*zuzüglich Versandkosten – Preise freibleibend. Stand 2001.

Name, Vorname	PLZ, Ort
Straße	Datum, Unterschrift

Ich kann diese Bestellung innerhalb einer Woche widerrufen. Zur Wahrung der Frist genügt die rechtzeitige Absendung des Widerrufes an:
Klett-Cotta, Abteilung Zeitschriften, Postfach 10 60 16, 70049 Stuttgart, Telefon 0711/6672-1225

Datum, Unterschrift

AKJP

Das Jahrbuch zur Kinderpsychoanalyse

Das Jahrbuch versammelt Beiträge renommierter Referenten, die bei der Österreichischen Studiengesellschaft Vorträge halten, und Originaltexte zu jeweils einem Schwerpunktthema.

Aus dem Inhalt von Band XVII:
Karin Bell: Die Entwicklung des Mädchens von der Geburt bis zur Pubertät unter besonderer Berücksichtigung der Mutter-Tochter-Beziehung / *Ingrid Kneer-Abandowitz:* Zur narzißtischen Problematik eines delinquenten Jugendlichen / *Eckart Leiser:* Zwischen verbotener Mutter und abgesetztem Vater. Zum Dilemma der männlichen Identität in unserer Kultur / *Renate Langer:* Harmonie und Horror. Die Trapp-Familie aus psychoanalytischer Sicht / *Peter Dettmering:* Geburtsphantasien im Märchen / *Bernhard Handlbauer:* Über den Einfluß der Emigration auf die Geschichte der Psychoanalyse und der Kinderanalyse.

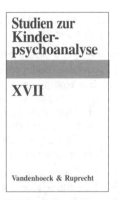

Vandenhoeck & Ruprecht

Studien zur Kinderpsychoanalyse

Herausgegeben von der Österreichischen Studiengesellschaft für Kinderpsychoanalyse

Band XVII. 2001. 171 Seiten, kart.
DM 39,80 / öS 291,- / SFr 36,80 / € 19,90
bei Subskription des Jahrbuchs
DM 35,80 / öS 261,- / SFr 33,20 / € 17,90
ISBN 3-525-46046-5

Weiterhin lieferbar sind Band XII - XVI!

Weitere Informationen:
Vandenhoeck & Ruprecht, Psychologie,
37070 Göttingen
http://www.vandenhoeck-ruprecht.de
info@vandenhoeck-ruprecht.de

Anne Alvarez
Zum Leben wiederfinden
Psychoanalytische Psychotherapie mit autistischen, Borderline-, vernachlässigten und mißbrauchten Kindern
Aus dem Engl. übersetzt von Heidemarie Fehlhaber
320 S., vierf. Hardcover, ISBN 3-86099-210-4

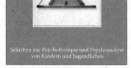

◆ Über die psychoanalytische Behandlung des Autismus im Kindes- und Jugendalter. Das Ergebnis einer mehr als dreißigjährigen Erfahrung in der analytischen Psychotherapie schwer gestörter Kinder und Jugendlicher. Alvarez verknüpft die psychoanalytische Theorie mit den neuesten Erkenntnissen zur kindlichen Entwicklung und der Kinderpsychiatrie und wirft damit ein neues Licht auf das Verständnis autistischer, psychotischer und schwer gestörter Kinder und Jugendlicher.

◆ Dieses inzwischen in fünf Sprachen übersetzte Buch ist für all jene Fachkräfte von unschätzbarem Interesse, die sich mit schwerer psychischer Erkrankung, psychischem Wachstum und neuen Entwicklungen in der psychoanalytischen Theorie und Technik befassen.

»Ich finde, daß dies ein bewegendes und kluges Buch ist, das einen Bereich behandelt, in dem es schwierig ist, überhaupt irgendeiner Sache sicher zu sein.«
(*Oliver Sacks*)

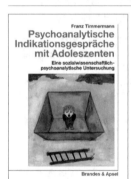

Franz Timmermann
Psychoanalytische Indikationsgespräche mit Adoleszenten
Eine sozialwissenschaftlich-psychoanalytische Untersuchung
272 S., Paperback, ISBN 3-86099-211-2

◆ Im Zentrum der Untersuchung stehen die Transkripte von Gesprächen, die analytische Kinder- und Jugendlichen-Psychotherapeuten mit Jugendlichen geführt haben, in denen es um die Einleitung einer Psychotherapie geht. Gezeigt wird, daß erfolgreiches therapeutisches Arbeiten schon in der zweiten Sunde erfolgen kann.

◆ Für analytische Kinder- und Jugendlichen-Psychotherapeuten und Psychoanalytiker, Interessierte aus der Praxis von Erziehungs- und Familienberatung sowie Psychotherapieforscher.

 Brandes & Apsel Verlag　　Fax 069 / 957 301 87
Scheidswaldstr. 33　　E-Mail: brandes-apsel@t-online.de
D-60385 Frankfurt a. M.　　www.brandes-apsel-verlag.de

Donna M. Orange/George E. Atwood/
Robert D. Stolorow
Intersubjektivität in der Psychoanalyse
Kontextualismus
in der psychoanalytischen Praxis
160 S., vierf. Hardcover, ISBN 3-86099-224-4

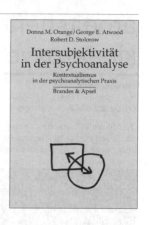

■ Mit ihrem Werk haben die Autoren eine praxisorientierte Grundlage der psychoanalytischen Intersubjektivitätstheorie verfaßt.

■ Eine klinisch orientierte Fortsetzung von Stolorows und Atwoods Gedanken, in denen die Autoren vier Grundpfeiler der psychoanalytischen Theorie – Unbewußtes, Leib-Seele-Verhältnis, Trauma und Phantasie – unter einem intersubjektiven Blickwinkel neu konzeptualisieren. Intersubjektivität in der Psychoanalyse beschreibt und illustriert die Kontextsensibilität, die durch diese Sichtweise ermöglicht wird.

■ Ebenso wie vorangegangene Bücher von Stolorow et al. ist auch dieses Werk für eine breite Leserschaft von Psychoanalytikern und psychoanalytisch orientierten Psychotherapeuten eine theoretisch erhellende und klinisch hilfreich Lektüre.

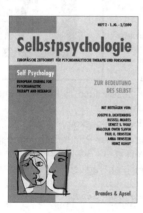

Selbstpsychologie
Europäische Zeitschrift für psychoanalytische
Therapie und Forschung
Self Psychology
European Journal for Psychoanalytical Therapy
and Research
ISSN 1615-343X, vierteljährlich, 2. Jahrgang/ 2001

Heft 4: *Empathie. Mit zwei erstmals auf deutsch veröffentlichten Beiträgen von Heinz Kohut*

Heft 5/6: *Veränderungs- und Wirkprozesse. Alle Beiträge der Internationalen Selbstpsychologie-Tagung 2001 in Dreieich*

Probeheft / Prospekt »Selbstpsychologie« und »Psychoanalyse« anfordern bei:
Brandes & Apsel Verlag, Scheidswaldstr. 33, D-60385 Frankfurt a. M.
Fax 069/957 301 87, E-Mail: brandes-apsel@t-online.de
www.brandes-apsel-verlag.de

arbeitshefte kinderpsychoanalyse   Nr. 29/30

Herausgeber:
H. Kipp (Kassel), U. Müller (Kassel), A. Perner (Tübingen), S.Teuns (Amsterdam), Wissenschaftliches Zentrum II für Kulturforschung an der Universität Gesamthochschule Kassel

Die Zeitschrift erscheint ein- bis zweimal pro Jahr in thematischem Zusammenhang mit der jährlichen Kasseler Tagung Kinderpsychoanalyse. Die Beiträge geben einen Einblick in die analytische Praxis und reflektieren einen Ausschnitt der aktuellen theoretischen Diskussion.

Ödipale Passagen. Von den Frühformen des Ödipuskomplexes zur Anerkennung des Gesetzes

2001. 193 Seiten, kartoniert. ISSN 0721-9628. 34 DM (17,38 _) zzgl. Versand / im Abonnement: 30 DM (15,34 _). Bestellung über den Fachbuchhandel oder die Kasseler Redaktion.

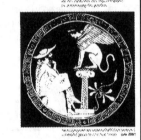

Inhalt:

Erdheim, Mario	Zur Notwendigkeit des Generationskonfliktes
Perner, Achim	Ödipus. Der Mythos – das Drama – der Komplex
Barrows, Paul	Ödipale Regungen im Alter von 4 und 44 Jahren
Buhmann, Ch.	„Nein" und „Ja". Die ödipale Passage bei einem 4-jährigen behinderten Mädchen
de Goeje, Bernard	Vom Trieb zum Phantasma
Alpár, Zsuzsa	Einige Bemerkungen über Missbrauch in Familien und der Ödipuskomplex bei der Tochter
Prasse, Jutta	Zum Untergang des weiblichen Ödipuskomplexes
Günter, Michael	Das Wiederauftauchen archaischer Phantasien aus den Frühstadien des Ödipuskomplexes in der Adoleszens
Michels, André	Schuld der Väter – Was bedeutet Tradition?

Thema der nächsten Ausgabe Nr. 31: *Nervöse Kinder in der Schule*

Auf Anforderung schicken wir Ihnen ein Gesamtverzeichnis der lieferbaren Ausgaben zu.

Information und Bestellung: Universität Gesamthochschule Kassel
Wissenschaftliches Zentrum II
z. Hd. Beate Stamirowski
Gottschalkstr. 26
D-34109 Kassel
Fax: 05 61 / 804 28 11
e.mail: wz2@hrz.uni-kassel.de

Richtlinien für Autorinnen und Autoren

Einreichen von Manuskripten: Es werden nur Originalarbeiten in deutscher Sprache veröffentlicht. Beiträge in englischer und französicher Sprache können von der Redaktion ins Deutsche übersetzt werden. Dem Autor entstehen dadurch keine Kosten.

Sie erleichtern uns die Arbeit, wenn Sie uns das Manuskript in dreifacher Ausfertigung zusenden. Außerdem empfehlen wir, das Original zur Sicherheit zu behalten. Wir haften nicht für auf dem Postweg verlorengegangene Manuskripte. Senden Sie Ihr Manuskript an:

Frau Beate Kunze, Kirschgartenstr. 1, D-65719 Hofheim

Form des Manuskripts: Die Titelseite jedes Beitrages sollte folgendes enthalten: Titel (Haupttitel unterstrichen), Namen des Autors/der Autoren. Eine kurze Übersicht soll die Arbeit einleiten (etwa zehn Zeilen), danach folgt der Text, dann das Literaturverzeichnis, am Schluß ein englischsprachiges Summary (Zusammenfassung), das mindestens sechs Zeilen umfaßt, darunter die volle Anschrift des Verfassers. Zeichnungen, Grafiken etc. können in Schwarz-Weiß-Druck wiedergegeben werden, soweit dazu wegen besonderer Feinheiten der Darstellung nicht anderes Papier für den Druck erforderlich ist. Der Raum für Abbildungen ist beim Umfang des Manuskripts zu berücksichtigen. Manuskripte sollen 20 Seiten nicht überschreiten. Wesentlich längere Beiträge können ggf. in Fortsetzung veröffentlicht werden.

Literaturhinweise: Literaturhinweise müssen folgende Form haben: Hinter einem Zitat stehen in Klammern der Name des Autors, das Erscheinungsjahr des Buches und die Seitenzahl des Zitats. »f.« heißt folgende Seite, »ff.« bedeutet, mehrere Seiten werden zitiert. *Beispiel:* »... störungsfrei verlaufen können« (Hassenstein, 1973, S. 10).

Wird ein Zitat aus einem anderen Buch übernommen, so werden zunächst der ursprüngliche Autor des Zitats genannt, danach »zit. nach« und die Quelle, aus der das Zitat stammt. *Beispiel:* »Eine Bedrohung besteht durch die Stärke der Triebe.« (A. Freud, zit. nach Kohut, 1981, S. 12)

Bei Hinweisen ohne Zitat steht vor den Namen des angegebenen Autors »vgl.«. *Beispiel:* (vgl. Richter, 1977, S. 89ff.)

Werden mehrere Bücher eines Autors aus dem gleichen Erscheinungsjahr zitiert, so sind sie durch a, b, c usw. hinter der Jahreszahl zu kennzeichnen, was auch für das Literaturverzeichnis gilt. Das Literaturverzeichnis wird in alphabetischer Reihenfolge der Autorennamen geordnet; Zeitschriftenartikel in Anführungszeichen gesetzt, der Name der Zeitschrift kursiv sowie die Buchtitel.

Bedingungen: Die Redaktion behält sich das Recht vor, die Sprache der Arbeiten zu prüfen und die ihr notwendig erscheinenden Korrekturen vorzunehmen. Gegebenenfalls wird das Manuskript zum Neuschreiben an den Autor zurückgeschickt. Der Autor hat ein Anrecht auf Unterstützung und Beratung durch die Redaktion. Auf seinen Wunsch, oder wenn es nötig erscheint, kann ihm ein Redaktionsmitglied persönlich ratgebend zur Verfügung stehen. Die Entscheidung über Annahme oder Ablehnung eines Beitrages wird nur bei Übereinstimmung von mindestens zwei Herausgebern bzw. Redakteuren gefällt. Ein angenommenes Manuskript wird jeweils von einem Redakteur betreut, der mit Ihnen telefonisch in Verbindung tritt. Vor Weiterleitung an den Verlag **muß** das Manuskript der Redaktion auf Diskette vorliegen (**nur DOS-formatiert, 1,4 MB-Diskette** beschrieben mit den Programmen **WORD** oder **WINWORD**). Fotos und Grafiken sind im Original beizulegen. Das Copyright des Beitrages verbleibt beim Autor.

Korrekturlesen: Korrekturfahnen werden an den (erstgenannten) Autor geschickt, wenn nicht anderweitig angegeben. Der Autor kann vorab auf selbständiges Korrekturlesen verzichten, z. B. wegen Urlaubs. Wegen der besseren Beurteilung bei Unklarheiten oder sinnentstellenden Fehlern empfehlen wir eigenes Korrekturlesen. Der Autor verpflichtet sich, die korrigierten Druckfahnen innerhalb einer Woche an den betreuenden Redakteur zur Enddurchsicht zu schicken. Bei der Korrektur dürfen keine Absätze mehr verschoben werden. Nicht rechtzeitig zurückgeschickte Korrekturfahnen können nicht mehr berücksichtigt werden.

Sonderdrucke: Bestellformulare mit Preisliste werden mit den Fahnen zugeschickt: Bestellungen direkt über den Verlag.

Für weitere Fragen stehen wir Ihnen gerne zur Verfügung; wir hoffen auf gute Zusammenarbeit.

Herausgeber und Redaktion